# Face à la maladie grave



## Patients, familles, soignants

Martine Ruszniewski

préface de Robert Zittoun

DUNOD

ISBN 2 10 008257 4

# *Table des matières*

*Mon infinie gratitude va à mon amie Annie Buchholz, pour son indéfectible soutien tant affectif qu'intellectuel. Fruit d'un long chemin parcouru ensemble, nourri de son immense finesse et de sa constante exigence de clarté, cet ouvrage est aussi le sien.*

## *REMERCIEMENTS*

*Ils vont à tous ceux qui m'ont aidée et soutenue dans ma tâche.*

*Mes collègues psychologues et psychanalystes, les membres du Centre de Soins Palliatifs de l'Hôtel-Dieu de Paris ont enrichi ce livre au travers de nos échanges quotidiens.*

*Merci aux nombreuses équipes soignantes qui m'ont témoigné leur confiance en participant assidûment à des groupes de parole.*

*J'ai le plus souvent possible donné la parole aux malades et à leurs familles ; je leur dédie cet ouvrage, en espérant avoir été fidèle à nos échanges.*

*Je remercie Madame Martine Billaut pour son aide efficace dans la préparation du manuscrit.*

*Ces pages sont le fruit d'une expérience acquise durant une quinzaine d'années auprès du Professeur Robert Zittoun. Je suis sensible à la confiance qu'il m'a toujours témoignée, mais aussi à son souci d'améliorer encore et toujours la qualité de vie des malades.*

# *Préface*

Parler de la maladie et de la mort n'est pas facile. Surtout lorsque l'on aborde ce qui est généralement tû, le « non-dit », l'indicible. On pourrait analyser les raisons qui amènent parfois certains patients, soignants ou famille, à exprimer ce que d'autres préfèrent taire. Encore faut-il aussi décoder ce qui est dit, percevoir les craintes et les espérances en arrière-plan de questions ou d'affirmations formulées sur un ton détaché, déceler ce qu'on essaie de signifier ou de cacher derrière une agression, un accès d'angoisse, une dépression. La souffrance, dans un premier temps, distord le langage, déforme les mots, empoisonne l'esprit. C'est pourquoi la douleur, principale cause de souffrance au cours des maladies somatiques graves, doit être la priorité des médecins et de tous les soignants.

L'analyse psychologique nous enseigne que ce qui est dit peut provenir de ce qui est enfoui dans les replis de la conscience, et que l'inconscient a son propre langage. Aussi l'écoute de l'être humain est-elle une ouverture à cette profondeur, dont le sujet ne perçoit lui-même que difficilement tous les ressorts, s'il ne s'y égare pas. Les maladies graves et progressives, telles que le cancer et le Sida, sont un défi à l'ensemble de la personne, remettant en cause ses façons de (se) camper, ses objectifs, ses évitements. Il s'agit bien ici de toute personne qui est confrontée à cette épreuve, le patient lui-même, mais aussi les bien-portants qui s'en approchent. Comme lors de la réalisation d'une épreuve photographique, dans les ondulations floues du bain vont se révéler des traits inconnus, des profondeurs déchirantes, des ressources insoupçonnées. En résultent des ruines dévastées ou des figures admirables. Leçons de mort, leçons de vie.

Dans cet apprentissage, la psychologie est le fil d'Ariane nécessaire, et les psychologues sont ceux et celles par qui la vérité, voire le scandale, nous revient. Faisant circuler la parole dans les groupes de même nom ou les échanges à deux, nous apprenant à voir et à entendre, les psychologues nous permettent d'être là, en dépit de ou grâce à nos mécanismes de défense. L'abord compréhensif, ainsi modélisé, devient une part intrinsèque de la démarche soignante. Tout comprendre, bien sûr, ne doit pas conduire à tout absoudre : certaines attitudes ou réactions psychologiques sont contre-productives. Conséquences de la souffrance, elles sont elles-mêmes génératrices de souffrance. Les psychologues se doivent de nous l'enseigner, et, comme tout soignant, d'admettre que les jugements de valeur sont inhérents à la démarche thérapeutique, et que l'éthique y est exigible.

Martine Ruszniewski a la science et l'art de faire parler et de faire comprendre. Son enseignement repose sur une grande expérience. Les cas cliniques qui illustrent son ouvrage ne sont pas là pour distraire, pas plus que son discours ne doit être pris comme littérature. Fruit de l'expérience, le fil de sa pensée nous conduit à percevoir et à admettre la justesse de cet abord de la souffrance à l'approche du mourir. Elle n'est extérieure aux patients et aux soignants qu'elle accompagne que parce que l'on a toujours besoin d'une référence, comme d'une vigie quand on navigue au jugé.

Mais écouter et admettre l'irrationnel n'est pas antagoniste de l'approche scientifique dont la médecine a besoin, même dans ces profondeurs. Énoncer, dire – car tout n'est pas bon à dire, mais tous les non-dits ne sont pas appropriés –, objectiver, évaluer, analyser et enseigner les conséquences psychologiques des maladies graves et des étapes vers la mort, ou vers la guérison aussi bien, ne revient pas à s'opposer au sujet, à condition de savoir l'écouter et s'écouter. Ainsi se tisse la relation thérapeutique, disons même la complicité thérapeutique, au sein d'une communauté humaine. Au-delà de la science et de la démarche thérapeutique partagée, il n'y a plus que les secrets des êtres, échangés dans la confidentialité ; nous touchons à la poésie et au mystère, si nécessaires car seuls sources de sens.

Robert Zittoun

# Introduction

« Personne, au fond, ne croit à sa propre mort ou, ce qui revient au même : dans l'inconscient, chacun de nous est persuadé de son immortalité. »

S. Freud, « Notre relation à la mort »[1].

C'était en 1981. Dans l'avion qui me ramenait de Québec à Paris, j'entrepris la lecture d'un ouvrage (paru au Canada quelques années plus tôt), écrit par une certaine Elizabeth Kübler-Ross et qui s'intitulait *La mort*[2]. Subjuguée et transie, je le lus d'une traite. Sans une pause. Comme dans un souffle. Je venais d'enterrer mon oncle (presque mon frère – nous avions le même âge) et, malgré ma tristesse et ma peine, toute la tendresse et la sollicitude dont je croyais l'avoir entouré pendant les jours et les nuits qui précédèrent sa mort avaient quelque peu apaisé, sinon mon chagrin, du moins ma révolte. Mais la lecture de ce livre m'avait tout à coup figée et anéantie : E. Kübler-Ross décrivait, pour la première fois, les phases du cheminement psychologique du malade au seuil de la mort, approche d'une réalité psychique qui allait très vite devenir le fondement même de tout accompagnement du malade atteint d'une maladie grave. C'est alors que je réalisai l'ampleur d'un désastre qui me terrifia : je n'avais pas su voir, entendre ni comprendre ce que mon oncle avait « réellement » tenté de me dire sans jamais me le dire, me transmettre sans toujours l'exprimer. Je n'avais été qu'une ombre à ses côtés. J'ouvrais les yeux trop tard. Cette impossibilité à revenir en arrière de quelques jours ou même de quelques heures seulement, la douleur de ce

1. *Essais de psychanalyse*, Paris, Payot, coll. PBP n° 44.
2. E. Kübler-Ross, *La mort, dernière étape de la croissance*, Québec, Québec-Loisir, 1974.

décalage désormais patent et irréversible déterminèrent, quelques mois plus tard, ma prise de fonction en tant que psychologue dans le service d'hémato-cancérologie de l'Hôtel-Dieu de Paris.

Mais depuis ce jour et tout au long de ces années, au-delà des blessures enfouies et du désir de réparation qui anime tous ceux qui choisissent un jour la confrontation à la maladie grave et à la mort, « cette gaffe suprême de l'existence[1] », les malades m'ont surtout appris que la compréhension des différentes phases de leur cheminement psychique – indispensable à l'atténuation de leurs souffrances – ne peut suffire à instaurer une relation authentique de partage et d'empathie à l'autre. Car il n'est jamais aisé d'appréhender la complexité d'une relation basée sur un décalage entre la quête d'authenticité du malade – dans le dit ou le non-dit – et le désir de l'autre d'y répondre, sans qu'un sentiment d'échec et d'impuissance paralyse l'échange dans cette résignation à une fatale et irréversible inadéquation.

Mais c'est précisément la conscience de la révocabilité de ce décalage entre deux êtres et l'humilité nécessaire pour accepter une absence de « recette » face à la souffrance qui ouvriront souvent la voie à une autre démarche, parfois plus inventive et plus subtile, plus aléatoire et plus ingrate aussi, mais toujours au plus près de la réalité psychique de chacun. Car les malades m'ont aussi appris, dans leur complexe et douloureuse interaction au proche et au soignant, que seule une vérité pas à pas, respectueuse des mécanismes d'adaptation de chacun et d'un temps d'intégration indispensable mais toujours modulable au regard de l'histoire et de la personnalité de tous les protagonistes, pouvait parfois, et jusqu'au bout, constituer la base d'un virtuel échange en dépit de toutes les souffrances conjuguées.

Happés par le tourbillon d'une difficile réalité hospitalière, harcelés par ce douloureux combat contre la maladie, patient, proche et soignant vont alors tenter, chacun avec ses propres armes, de se défendre de la souffrance en luttant contre la mort, la sienne ou celle de l'autre : tout au long de l'évolution de la maladie, c'est alors « la mort en première, seconde et troisième personne[2] » que nous tenterons d'appréhender au travers du vécu personnel de chacun d'eux, s'il est vrai qu'« entre l'anonymat de la troisième personne et la subjectivité tragique de la première, il y a le cas intermédiaire [...] de la deuxième personne [...], la mort du proche [...] tangente aux deux autres[2] ».

1. V. Jankélévitch, *Penser la mort*, Paris, Liana Lévi, 1994.
2. V. Jankélévitch, *Penser la mort*, *op. cit.*, et *La mort*, Paris, Flammarion, 1977.

Si tous les cas que nous décrirons (en dépit de l'amour et de la tendresse qui les sous-tendent – ces remparts toujours fluctuants contre la souffrance) ne sauraient constituer une approche expérimentale, c'est que chaque vie qui s'achève, chaque segment d'histoire demeure, pour chacun d'entre nous, un parcours personnel et singulier, riche d'une personnalité indivisible que la vie aura forgée dans l'unicité et l'exception.

Mais ce travail auprès des patients atteints de maladie grave, ce difficile cheminement dans un pas à pas au quotidien, requiert toutefois une telle énergie des soignants et des familles, souvent usés par les trop-pleins de tensions émotionnelles inexprimées, que mieux se comprendre, mieux comprendre l'autre aussi, leur permet souvent de « tenir » et de composer avec leur propre angoisse et avec celle du malade.

Pour parvenir à côtoyer la mort et tenter d'accompagner cet être en souffrance, peut-être faut-il aussi accepter l'imprévu en se laissant surprendre, admettre de n'être, dans le silence parfois, que l'humble dépositaire de la détresse du malade ; le laisser cheminer tout en l'assurant de son soutien et de son écoute en tentant de l'aider à vivre au cœur de ce présent, en restituant à ce temps sa valeur, son amplitude et son intensité. Il s'agit enfin de réinventer, jour après jour, ces liens complexes qui se tissent au travers d'une relation faite de souffrance et d'authenticité pour permettre au malade de demeurer, jusqu'au bout, un sujet aimant et aimé, un être encore vivant malgré la mort qui se profile.

*Première partie*

# *Le temps des souffrances*

# 1

# *Le diagnostic : genèse des souffrances*

Toute souffrance implique la préexistence d'une autre souffrance secrète, fondamentale, fantasmatique et souvent antérieure à toute douleur physique. C'est celle de l'homme qui préexiste au malade, de l'homme non (encore) atteint, repéré ou catalogué dans son corps, volontairement hors d'atteinte et irrespectueux de l'unité de temps – désaveu implicite de sa propre mort – et de l'unité d'espace – refus de se vivre dans un monde à part, à l'écart des vivants, emmuré dans une geôle de détresse physique et humaine. Car cette souffrance psychique d'une mort fantasmée, subodorée et présumée, si massivement enfouie mais toujours en suspens, lui appartient en propre : elle est un préalable, douloureux mais indispensable, à l'édification de l'angoisse originelle d'un esprit encore libre de se créer sa propre image de la mort.

Autour d'appréhensions, de pressentiments et de présomptions, l'homme va laisser libre cours à des visualisations en pointillé, à des combinaisons d'images jusque là pressenties et redoutées, s'autorisant encore à déambuler dans ses fantasmes. Cet être « qui-souffre-de-la-souffrance-à-venir » croit encore avoir prise sur cette mort imaginée et irréelle, sur ce temps, à la fois lointain et si proche, d'un face-à-face dont il appréhende, au travers d'une blouse blanche, le nébuleux cortège d'angoissantes réalités.

Par ces fantasmes dont la durée et l'intensité varieront d'abord en fonction d'une crainte justifiée ou imaginaire, eu égard aussi au temps d'adaptation qui s'écoulera avant la confirmation d'un diagnostic fatal, l'angoisse va se construire, se développer et envahir le sujet en fonction de son intime perception de la vie, de la souffrance et de la mort.

C'est cette genèse des souffrances, variant en fonction des maladies potentielles et des particularités individuelles, en fonction surtout du temps précédant la révélation d'une atteinte corporelle, que nous nous attacherons à suivre au travers de chacune de ses phases : la crainte de la maladie, la période de l'incertitude et le temps du diagnostic.

En effet, ce temps d'angoisse, d'incertitude et de souffrance oscillera selon les maladies et les individus, en raison aussi des réticences à consulter, de la dénégation des symptômes et de la durée des investigations. Paradoxalement, plus ce temps sera long, moins sidérante sera l'annonce éventuelle d'une maladie grave. Lorsque la majeure partie du temps de préparation et d'adaptation à la maladie se fait dans l'isolement et hors du milieu médical, le médecin devra prendre le temps d'explorer ce temps antérieur à l'univers hospitalier et tenter de comprendre le vécu du malade afin de l'appréhender au mieux. Car la crainte de la maladie, source potentielle d'un stress inhérent à tout être, va induire le patient à développer – avant même d'être atteint dans son corps – une angoisse intime, non partagée, ne relevant encore d'aucune structure médicale ni affective.

La peur de la maladie est la période la plus ample et la plus souterraine. Elle voit s'élaborer une peur souvent primaire, parfois peuplée d'ombres à la lourde mémoire jamais vécue, souffrance renvoyant à d'intimes frayeurs enfouies au tréfonds du sujet et inhérentes à sa propre histoire. C'est la peur de certains mots lourds d'une mort avérée – terreur de les manier et de donner vie à l'image qu'ils sous-tendent –, c'est la peur de la « contamination » abstraite, fantasme développé au contact d'un environnement qui, à un moment donné, paraît plus particulièrement frappé par la maladie. Vécue comme une agression dans son propre corps, la mort rôde autour du sujet, elle le cerne et l'enveloppe pour l'atteindre plus sûrement. C'est la peur de la dépendance, de la dégradation physique et de la déchéance projetées dans un avenir qu'il ne peut envisager et qu'il ne saurait affronter. C'est la peur de la vieillesse et de sa procession de défaillances potentielles. C'est aussi, de façon ponctuelle, l'apparition d'un symptôme bénin, immédiatement identifié et apparenté à une maladie grave ou mortelle ; c'est encore le syndrome spécifique de l'étudiant en médecine qui ne parvient pas, au cours de ses premières années d'études, à instaurer la distance nécessaire, s'attribuant souvent tous les symptômes des maladies répertoriées.

Ces pensées, visualisées sous forme d'images associatives, se mettent soudain à vivre et à « prendre corps », glissant imperceptiblement vers la concrétisation figurée de la mort du sujet. Perpétuelles transpositions sur soi d'un environnement vecteur de souffrance et de mort, ces craintes ne relèvent pourtant pas du pathologique mais d'un quotidien banalisé, véhiculé par l'expérience et par l'environnement immédiat.

Plus spécifique et plus rigoureuse est, en revanche, cette peur qui s'assimile à un comportement cancérophobe, préexistant à toute apparition de symptômes. Cette cancérophobie, alimentée parfois par des antécédents familiaux, ne laisse aucun répit à celui qui traque sans trêve la moindre anomalie susceptible de nourrir une anxiété bien réelle. Guettant l'inévitable apparition de « sa » maladie dans une course impalpable contre le temps, il vit dans la hantise perpétuelle du symptôme imminent :

> Ainsi cette jeune femme dont la mère était morte d'un cancer du sein s'ouvrait-elle volontiers de son pressentiment d'un destin parallèle, intimement convaincue que le cancer du sein la rattraperait un jour. Elle passa ainsi des années à s'examiner sans cesse, à épier le moindre signe, à vivre dans l'angoisse d'une souffrance à venir et d'une mort à brève échéance... Jusqu'au jour où l'on diagnostiqua « enfin » son cancer du sein, tant attendu et redouté.

Ce processus d'anticipation, basé sur une sorte de fatalisme, engendre paradoxalement un certain bénéfice pour le malade à qui toutes ces années d'angoisse auront tout au moins permis de se préparer à amortir le choc du diagnostic.

Le temps de l'incertitude est, de tous les chemins à parcourir, le plus douloureux car le plus solitaire : laissant loin derrière lui les fantasmes d'une peur injustifiée, il n'a pas encore atteint la ligne d'horizon qui sépare l'angoissante appréhension d'une menace de la confirmation avérée d'un diagnostic, reconnu et irrémédiable. C'est un temps de latence pour celui dont les craintes sont justifiées mais dont l'angoisse se modulera encore en fonction des circonstances et des particularités de chacun. Par la présence et la dénégation de certains symptômes, par l'appartenance à une population dite « à risque », par l'ultime attente de résultats décisifs, le temps de l'incertitude règne sans partage et dans un isolement sans réserve.

L'apparition de certains symptômes bien réels, déjà repérés et examinés par le sujet mais qu'il tente de négliger, va l'induire à afficher pour lui-même une insouciance dont il n'est pourtant jamais dupe. La présence persistante de douleurs confuses et de symptômes indéfinis va engendrer une angoisse solitaire qui décuplera à mesure qu'il persistera à les minimiser à ses propres yeux pour mieux les annihiler dans le regard des autres. Défiant son angoisse, il va désespérément chercher à anéantir ses symptômes, tentant de les enfouir en les engloutissant dans le silence. Ainsi, tant qu'ils ne seront pas jetés en pâture aux proches et au milieu médical, tant qu'ils ne seront ni reconnus ni donc autonomes, le sujet s'autorisera encore à vivre dans l'illusion de l'espoir.

Ce temps de l'incertitude et de la dénégation représente, pour nombre de malades potentiels, un temps nécessaire pour surseoir à l'évidence et amadouer la douleur, domestiquer l'angoisse et apprivoiser l'idée de mort.

Ce temps de latence touchera avec davantage d'acuité les sujets conscients d'appartenir à un groupe à risque, et cette terreur obsessionnelle qu'engendre par exemple le développement de l'épidémie du SIDA en est aujourd'hui la manifestation la plus tragique et la plus complexe. Même si le virus tend à se répandre largement dans la population hétérosexuelle, sortant peu à peu des catégories sensibles jusque là reconnues, les groupes à risque demeurent : personnel de santé exposé au risque d'inoculation accidentelle ; patients opérés ou hémophiles craignant une contamination transfusionnelle ; « usagers de drogue » au mode de vie soudain bouleversé par la propagation du SIDA, altérant les données mêmes de la toxicomanie ; homosexuels enfin qui, ayant opté pour « un choix de vie », devront de surcroît affronter l'interdit social, générateur d'un surplus de souffrance, d'instabilité et de fragilité psychiques.

En effet, ce temps de précarité paraîtra d'autant plus terrifiant que le vécu de cette période en suspens suivra chacune des sinuosités d'une réalité sournoise, dilatée encore par la complexité sociologique, éthique et psychique de la maladie. Car, avant tout signe clinique ou altération du bilan immunologique, avant même toute séropositivité dénuée de symptômes, avant d'être enfin un malade avéré « objet porteur du virus », l'individu est avant tout « sujet porteur d'un secret » que lui seul détient encore. Ce secret, qui est le pivot de ce temps d'incertitude, repose à la fois sur le savoir non partagé, acquis et incontournable de l'appartenance à un groupe à risque, et sur le pouvoir terrifiant de devoir choisir, seul et en conscience, le moment de rompre cette incertitude en se soumettant ou non au test de dépistage. Ainsi, bien que rien ne l'induise encore à craindre une atteinte dans son corps, ces deux facteurs : appartenance à une catégorie sensible et paradoxale, « liberté de choix » dans la connaissance ou la dénégation, vont activer le désarroi du sujet, le contraignant à s'isoler dans une angoisse impalpable et diffuse, au comble de la détresse qu'il aspire pourtant à maîtriser encore. En effet, à la différence de patients atteints de maladies graves telles que le cancer, ces porteurs potentiels du virus seront susceptibles – bien avant le corps médical – de nourrir, dans l'angoisse et la solitude, de lourdes présomptions sur leur éventuelle séropositivité.

Confrontés à ce temps d'incertitude, certains se sentiront propulsés dans le gouffre du savoir et s'y jetteront tête baissée, privilégiant ainsi la révélation d'un diagnostic – fût-il positif – à un sursis vécu dans une insoutenable souffrance. D'autres sujets, à l'inverse, pourront vivre ce temps d'incertitude pendant plusieurs années, préférant se cantonner dans le statut du « porteur de virus qui s'ignore » plutôt que de s'exposer de plein fouet à une réalité incontournable qui – par le biais d'un simple test – les projetterait dans le camp des malades, voire même des mourants potentiels. Mais cette anxieuse attente générera après coup un certain bénéfice psychique et une économie de souffrances ultérieures : paradoxalement, plus le temps de l'incertitude se prolongera, moins sidérante sera l'annonce de la séropositivité. Certains sujets, en revanche, tenteront d'échapper à la réalité et nieront même leur appartenance à un groupe à risque, ne découvrant parfois leur séropositivité qu'au détour d'une maladie opportuniste.

Pourtant, si le rejet de la vérité peut autoriser le sujet à se protéger de la menace qui affleure, l'angoisse – par la puissante fluctuation de ces temps de latence – prendra toujours le pas sur la dénégation. Vouloir gouverner sa vie malgré l'incertitude et gérer son temps dans la précarité constitue un fardeau de souffrances que peu sont en mesure de porter, et moins encore de déposer. Qu'ils choisissent de se réfugier dans l'irrésolution ou de mettre fin à l'expectative, ils se retrouvent condamnés, tel Sisyphe et son rocher, à rouler sans fin leur angoisse sur la pente d'un désespoir sans cesse renouvelé, plus conscients que jamais que « le fait d'être testé à un moment donné de la vie n'apporte aucune assurance durable – toute personne séronégative pouvant, à partir d'un comportement à risque, se faire contaminer dès le lendemain du test[1] ».

En effet, une fois le test pratiqué, se profile une autre phase de transition aiguë, certes plus réduite en temps mais plus dense et plus compacte aussi, désarroi dont l'intensité s'annonce à la mesure de l'approche imminente de la connaissance.

Ainsi, entre le fatidique moment du test et l'attente du résultat, l'angoisse du patient se révèle bien souvent ambivalente, tenaillé qu'il est entre le soulagement de mettre un terme à cette terrifiante attente – et ce, quel que soit le résultat – et la peur de l'inacceptable verdict. « Depuis que je me sais séropositif, c'est comme une deuxième peau : je suis vivant et mort à la fois » : cette réflexion, déconcertante de lucidité, est révélatrice, à elle seule, de la complexité et de l'ambivalence du désarroi. Elle témoigne de ce douloureux cheminement, temps d'une sournoise et tortueuse incertitude, tantôt réprimé et dilaté, parfois empoigné et répudié, mais sans cesse réécrit dans la misère quotidienne de la solitude, de la peur et du doute.

---

1. Michel Sitbon, *Pouvoirs contre SIDA*.

Étant donné ces zones d'ombre et en dépit de l'évolution des connaissances pour endiguer la contamination, les patients tenteront de moduler ce temps, si incertain et aléatoire, mais qui leur appartient toujours et les autorise encore à ne pas entrer de plain-pied dans une certitude de souffrances. Ils caressent peut-être – entre espoir et résignation – l'ultime rêve impossible de retenir la vie en immobilisant ce temps de l'avant-mort tant il est vrai que l'objectif n'est peut-être pas de guérir complètement les séropositifs de leur affection virale mais d'empêcher qu'ils n'entrent un jour dans le Sida.

En fonction des particularités individuelles mais aussi de la nature des maladies potentielles, ce temps d'incertitude va s'avérer parfois si bref et si ténu que l'espace entre l'appréhension d'une menace et la confirmation avérée du diagnostic s'en trouvera presque abrogé. La succession des étapes, en s'accélérant sur un rythme expéditif et vertigineux, produira l'effet d'un semblant de simultanéité, sommaire et brutale. Inscrivant d'emblée le malade dans la brusque réalité de l'imminence du péril, certains symptômes isolés – asthénie, amaigrissement, dyspnée, adénopathies, « boules » au sein, troubles gastriques ou douleurs abdominales – le conduiront à consulter avant même qu'il ne réalise que sa démarche, irréversible et définitive, ne l'autorise plus à se réfugier dans un « avant », aléatoire et incertain mais néanmoins garant d'une salutaire protection contre l'angoissante virtualité de la connaissance.

Impuissant et désarmé, dépossédé déjà de son autonomie et d'une part de son identité, le sujet est englouti dans la spirale d'une succession d'actes imposés et dans l'engrenage de la soumission à la maladie et à son univers. Il se retrouve engagé dans le cercle infernal des examens à répétition et des investigations multiples, des consultations itératives, des heures consumées dans les salles d'attente. Le désarroi ne repose encore sur aucune vérité clairement énoncée ; mais le verdict se rapproche à une telle allure que l'oppressante détresse va prendre corps et s'appesantir à mesure que s'estompe le temps de l'incertitude. Car cette période « entre-deux », que le malade ressent comme une sorte de mutilation de sa volonté et de son libre-arbitre, va transfigurer son statut, l'égarant dans un *no man's land* à mi-chemin entre l'univers des bien-portants – dont il a le sentiment de faire encore partie – et celui des malades potentiels, dans lequel il n'ose encore se ranger. Temps de fulgurante angoisse, suspendu à quelques mots qui laisseront bientôt tomber la sentence ; paroles tant attendues pour que succombe enfin l'appréhension mais soudain si accablantes que la sourde incertitude se trouvera désormais reléguée dans le temps du regret ; mots laconiques et lapidaires, à grand peine compris et si peu entendus, scellant d'un trait la vie antérieure d'ores et déjà révolue et hors d'atteinte.

Pour les patients enfin dont l'état de santé n'inspire aucune inquiétude, qui ne disposent d'aucun indice alarmant et qui n'appartiennent à aucun groupe à risque, les préliminaires seront à ce point abrégés que ce temps d'incertitude s'en trouvera aboli. Ce temps se dissout dans un espace intemporel et n'autorise, par là même, aucune adaptation à la situation d'angoisse. À l'occasion d'une visite médicale ou d'un examen systématique, d'une grossesse ou d'un don du sang, ils devront parfois être opérés d'urgence, soumis sans préambule à une biopsie ou à un scanner, ou traités sans délai par une chimiothérapie. L'absence de ce temps d'incertitude, aboli avant même d'exister, propulse le sujet dans la sphère médicale et le milieu hospitalier, ainsi happé par le monde clos et stérile dont l'issue se ferme promptement sur lui. Désemparé et soumis, privé de tout point de repère, il se sentira alors pris au piège entre révolte et résignation, figé dans cet horizon impalpable et ce temps délié.

Dans ces cas extrêmes, la période d'incertitude, nulle et non avenue, va porter l'angoisse du malade à son paroxysme. Elle gomme cet indispensable temps d'adaptation propre à amortir l'annonce d'un diagnostic peut-être fatal. Ce temps si restreint du diagnostic dans lequel s'épuise peu à peu l'incertitude, marque désormais l'entrée définitive du patient dans l'univers de la maladie avérée et reconnue. Cette souffrance à porter, non pas dans la peur fantasmée mais dans l'irréversible certitude, n'est plus vécue dans l'isolement de l'appréhension mais dans le partage d'une réalité. Celle-ci – nous le verrons – va s'avérer souvent difficile et douloureuse, génératrice d'une intense complexité et d'une constante ambivalence à l'égard de la souffrance du malade et de celle de son entourage.

Peur inhérente de la mort, hantise de la maladie, incertitude angoissante du diagnostic jusqu'à la confirmation de l'irrémédiable, autant de phases qui – du pressentiment à l'appréhension, et de l'incertitude à la connaissance – se dérouleront dans une succession d'angoisses où « le temps mort » ne paraîtra jamais aussi dense.

Chercher à échapper à l'emprise de la réalité requiert une étonnante et singulière énergie dans laquelle le malade, en dépit du morcellement de son être, puise toute la potentialité pour affronter la maladie et lutter contre la mort. Il s'agit de se défendre de l'incompréhension, de demeurer toujours dans le partage avec les êtres aimés, désireux aussi d'instaurer une nécessaire relation de confiance avec les soignants. Ces derniers, à leur tour, malgré leurs faiblesses et leur propre désarroi, ont constamment à cœur d'entendre la souffrance du malade et tentent de l'accompagner toujours plus loin, à partir de ce temps du diagnostic dès lors reconnu et irrévocable où – toutes souffrances confondues – patient, famille et soignants devront se défendre de leur propre malaise « né du sentiment de l'imminence d'un danger et caractérisé par une crainte diffuse pouvant aller de l'inquiétude à la panique » et que l'on nomme l'angoisse.

# 2

# *Les mécanismes de défense des soignants*

Tenter d'identifier ces mécanismes et d'en décrire le processus, mettre des mots sur des comportements souvent instinctifs et inconscients n'obéit qu'à une seule et unique préoccupation : celle d'aider le soignant à reconnaître ses propres défenses et, partant, à les admettre en tant que réponses légitimes à ses propres blessures, à les accepter sans avoir à justifier l'impossible dilemme et sans devoir se disculper envers soi-même ou à l'égard de l'autre. L'impérieuse exigence de se protéger d'inéluctables meurtrissures ne s'avère jamais répréhensible – et moins encore irréversible –, dès lors qu'elle parvient à être reconnue, puis admise et enfin maîtrisée.

Toute situation d'angoisse, d'impuissance, de malaise, d'incapacité à répondre à ses propres espérances ou à l'attente d'autrui, engendre en chacun de nous des mécanismes psychiques qui, s'instaurant à notre insu, revêtent une fonction adaptative et nous préservent d'une réalité vécue comme intolérable parce que trop douloureuse. Ces mécanismes de défense, fréquents, automatiques et inconscients, ont pour but de réduire les tensions et l'angoisse, et s'exacerbent dans des situations de crise et d'appréhension extrêmes.

Tous les protagonistes confrontés à l'angoisse et à l'approche de la mort – patient, soignants et parentèle – vont devoir se défendre, chacun avec ses propres armes, contre ce trop-plein de tensions émotionnelles ; ainsi cheminera la relation à l'autre, au travers de liens complexes et d'inévitables interactions souvent difficiles et douloureuses, faites de toutes ces souffrances conjuguées.

Car s'il paraît évident que le patient utilisera des défenses psychiques indispensables dans sa lutte contre la principale agression que constitue sa propre maladie, les soignants n'en sont pas moins parfois déroutés par certaines situations éprouvantes : ils vont, à leur tour, mettre en place leurs propres mécanismes de défense, souvent multiples et complexes, afin de se prémunir de la souffrance de l'autre et de se protéger contre leur propre angoisse.

Mais pour appréhender au mieux son patient, il est indispensable que le soignant – du médecin à l'aide–soignante – sache apprécier sa propre subjectivité, ses projections, ses désirs et ses limites.

Aussi, en repérant chacun de ces mécanismes, en retraçant un à un leur cheminement par une analyse progressive, du plus abrupt au plus subtil, de la distanciation la plus massive à l'échange le plus authentique, parviendrons-nous à mieux comprendre l'extrême complexité de la relation soignant-soigné-famille, système interne dans lequel chacun, étant donné sa personnalité, son contexte social et culturel, son histoire personnelle, va établir une communication dans le registre du dit, du non-dit ou de l'incertitude.

## *Le mensonge / Le pare-excitation*

De toutes les opérations défensives que les soignants pourront édifier, le *mensonge* est, à l'évidence, le mécanisme le plus entier, le plus radical et le plus dommageable à l'équilibre psychique du malade. Il consiste à travestir purement et simplement la vérité, en donnant sciemment de fausses informations sur la nature ou la gravité de la maladie ; ainsi, en parlant de polype pour le cancer du sein, d'anémie pour la leucémie ou d'hépatite pour le cancer du foie, certains soignants se situent d'emblée et consciemment dans le registre du mensonge. Mais l'angoisse de devoir révéler à leurs patients la gravité de leur maladie est telle qu'ils en font parfois un principe originel, institué en dogme, sans tenir compte des ressources psychiques du patient ni de ses capacités d'intégration. Pour ces médecins, cancer et mort sont si intimement liés que la seule formulation du diagnostic leur donne le sentiment de précipiter l'échéance : à cet instant, le temps entre diagnostic et mort va leur paraître soudain comme rétréci et aboli par l'annonce du pronostic létal.

Le mensonge est le mécanisme de l'urgence et de l'efficacité primaire : en repoussant le temps de la vérité encombrante, il autorise le médecin à surseoir à son angoisse, à son propre temps d'adaptation. Catégorique et sans appel, le mensonge annihile par essence tout dialogue, interdit le questionnement et prohibe la réplique. Coupant court à tout échange, il permet au médecin de figer le temps en renvoyant sa propre angoisse dans un temps encore à venir.

*Le mensonge réussi* est une contre-vérité robuste qui ne laisse rien subodorer au patient et accorde peu de place au doute. Par le mensonge, le soignant entretient paradoxalement la confiance que le patient a placée en lui et qu'il continue de nourrir à son égard. Mais le moment venu, l'impact trop violent de la vérité trouvera le patient démuni de tout mécanisme de défense susceptible de le protéger. Différer la vérité, c'est différer l'apparition d'une nécessaire angoisse. En effet, en annihilant chez son patient ce temps d'adaptation et de préparation, le soignant aura empêché l'élaboration de l'angoisse qui, en se développant pas à pas, en s'exprimant et en se manifestant sous toutes ses formes, lui aurait permis de se préparer psychologiquement à l'évolution de sa maladie.

Sans ce temps d'adaptation concédé au patient, le mensonge initial – en annulant le dévelopement progressif et graduel de l'angoisse – provoquera un phénomène de sidération engendré par l'effet de surprise.

L'angoisse, par son côté adaptatif, agit en effet comme *pare-excitation* permettant ainsi au patient de s'ajuster à la menace : l'angoisse peut dès lors se révéler protectrice par le biais des contre-tensions qu'elle engendre. Pour mieux appréhender le phénomène de sidération et l'intérêt du pare-excitation, un simple exemple de la vie quotidienne peut être rapporté ici : un passant déambule dans la rue, insouciant, assuré et confiant : aucune angoisse ne peut l'habiter puisque rien ne la justifie. En cas d'agression soudaine, il y aura effet de sidération et de traumatisme car personne ne l'aura préalablement averti du danger qu'il y a à se promener seul dans un quartier réputé dangereux. L'angoisse, non développée au préalable, n'aura donc pas agi comme pare-excitation. Si, en revanche, ce même passant a été informé du risque qu'il court à fréquenter ce quartier, il n'y aura pas d'effet de surprise, de choc ni de sidération car il sera armé psychologiquement.

Il en va de même pour le patient auquel le soignant continue de laisser entendre que sa maladie ne présente aucun caractère de gravité : le jour où le patient sera brutalement confronté à une réalité qui s'imposera à lui, au hasard de bruits de couloir ou d'un dossier traînant dans sa chambre, il y aura là aussi effet de traumatisme et de sidération. C'est pourquoi il vaut mieux éviter le mensonge : il n'autorise pas le patient à se protéger en édifiant ses propres mécanismes de défense.

Il est cependant primordial de bien différencier affirmation mensongère (en tant qu'assertion contraire à une vérité donnée) du « *mensonge par omission* » qui consiste en une révélation graduelle de la vérité grâce à laquelle le médecin, loin d'asséner la vérité abrupte et globale, distille au rythme du patient les informations relatives à sa santé pour lui permettre d'intégrer progressivement le diagnostic d'une maladie grave. Sans jamais précéder le patient, le médecin va ainsi le suivre dans le cheminement de ses interrogations. Les réponses, tout en restant dans le registre de la vérité, s'ajusteront aux questions du patient qui évolueront, une à une, au rythme de sa propre angoisse :

— Vous avez les résultats de ma biopsie du sein ?
— Oui, nous les avons eus ce matin.
— Et alors ?
— Les résultats indiquent que *ce* que vous avez nécessite rapidement un traitement.
— Bon... je vois... on commence quand ?
— Le temps que vous vous organisiez : disons une journée. Pouvez-vous venir après-demain ?

Certains patients ne vont jamais aller au-delà de ces questions, n'iront rien chercher au-delà de ces réponses. D'autres, en revanche, s'enfonceront davantage dans l'inconnu si redouté et le soignant se devra alors de continuer ainsi, pied à pied, avec finesse et intuition, toujours soucieux de maintenir un dire au plus proche de la vérité.

## La banalisation

Par un autre comportement, en apparence moins massif que le mensonge mais tout aussi intolérable pour le patient, le soignant peut mettre en place un mécanisme plus contrasté, dit de *banalisation*, qui va fonctionner sur un mode dichotomique : le soignant sera certes dans la reconnaissance d'une certaine vérité mais celle-ci, partielle et tronquée, se focalisera sur une seule partie du sujet en souffrance. En d'autres termes, ceci revient à traiter une maladie avant de traiter le malade. En privilégiant exclusivement la souffrance physique, le soignant va *a priori* parvenir à occulter la souffrance psychique du patient.

Par la banalisation, mécanisme de distanciation par excellence, le soignant va s'enfermer dans un registre essentiellement concret, convaincu que cette sollicitude, axée sur les besoins vitaux, s'avérera suffisamment aidante auprès du patient. Mais le soin qu'il prodigue – réhydrater le malade, lui administrer un antalgique s'il souffre – n'est jamais qu'un segment de réponse à la plainte ostensible du patient. Se limiter à ne jamais prendre en charge qu'une partie du sujet, c'est méconnaître tout ce qui peut être vécu au-delà de la douleur et de la plainte. Ainsi nié dans une partie de son être, le patient se retrouvera enfermé dans sa propre souffrance psychique, qui, n'étant pas reconnue, ne pourra jamais être déposée et encore moins entendue.

Immobilisé sur son lit, le patient appuie sur la sonnette ; c'est le signe qu'il est en demande et que celle-ci est peut-être à son tour le fruit d'un besoin : la faim, la soif ou la douleur sont certes des besoins vitaux auxquels les soignants se doivent de répondre. Mais comment interpréter l'attitude de celui qui décline toute nourriture et refuse tout antalgique mais qui, pourtant, ne cesse d'appuyer sur la sonnette en réitérant toujours une nouvelle plainte ? Comment décrypter ce langage du refus lié à une demande persistante et inexprimée ? On peut certes supposer, par ce refus de s'alimenter et d'être soulagé, qu'il s'oppose ainsi à toute prolongation de survie : il se laisserait alors glisser dans une attitude suicidaire. Mais pourquoi alors ces appels incessants auxquels pourtant les soignants répondent, par leur présence renouvelée, mais dont le patient ne semble même pas tenir compte ? Comment expliquer que leur empressement à le soulager laisse en permanence le malade insatisfait ?

Ce besoin non physiologique, qui ne semble trouver d'apaisement dans aucune de ces réponses, se situe au-delà de la plainte : il est en fait dans la *complainte*, celle de la souffrance non palpable. Le patient, qui ne cesse d'appeler et qui est itérativement dans la demande, désire avant tout que cette complainte soit entendue et comprise. Il souhaite que l'on sache que son être, engagé dans la tourmente, engage beaucoup plus que son corps. Il souhaite être reconnu comme sujet désirant et en vie car perpétuellement en quête : en quête de relations, en quête d'amour, en manque d'amour.

## *L'esquive*

C'est précisément parce que certains soignants ne sont pas dans le refus de la souffrance psychique – par eux reconnue et identifiée – qu'ils vont avoir recours à un mécanisme différent mais particulièrement déroutant pour le patient. Ils vont se sentir si démunis, si impuissants face à la maladie et à la souffrance psychique, qu'ils ne pourront ni aborder le sujet ni faire face au malade, avec lequel ils seront toujours en complet déphasage. Ils vont alors vivre dans *l'esquive*, mécanisme grâce auquel ces soignants ne seront jamais dans le registre du mensonge : ils seront en permanence hors sujet, hors de la réalité environnante. L'esquive les induira à dévier la conversation en parlant d'autre chose, en s'exprimant sur d'autres thèmes, en n'apportant jamais aux questions du malade de réponses appropriées. Tandis que le patient lancera des perches sur ses inquiétudes et ses angoisses, ils n'en saisiront jamais aucune et feront comme s'ils n'entendaient pas :

— Je me sens fatiguée et découragée, confie à son médecin une patiente de 35 ans atteinte d'un cancer du sein métastasé. Je n'y crois plus, j'ai le sentiment que les traitements ne sont plus efficaces. Docteur, j'ai peur : que vont devenir mes enfants ?
— Vous avez bien une fille et un garçon, n'est-ce-pas ? C'est certainement eux que j'ai croisés hier dans le couloir. Ils sont superbes !... Bien, je vous laisse vous reposer. Je continue ma visite : je repasserai vous voir demain matin.

Par cette réponse superficielle, sans rapport avec l'anxiété sous-jacente à la question, la patiente se sentira d'autant plus désemparée, incapable de s'exprimer autour de ses craintes et donc de se décharger émotionnellement. Ce mur de surdité contre lequel certains soignants font rebondir leur angoisse va les protéger du face-à-face qu'ils savent, confusément, ne pas être en mesure de maîtriser.

Grâce à l'esquive qui permet d'éluder le sujet en égarant le patient sur une autre voie, le soignant crée ainsi cet indispensable décalage qui lui évite de s'exposer à l'affrontement, générateur d'un surcroît d'angoisse. Mais lorsque le soignant se situe dans cette réalité, lorsqu'il a compris qu'il faut accepter le patient dans sa globalité et ne nier aucun des aspects de sa souffrance – tant physique que psychique –, il est pourtant confronté, dans la maturation du processus psychique, à une autre phase tout aussi délicate et difficile. En effet, si le patient s'est toujours montré rassuré et confiant quant aux bénéfices de son traitement, l'évidente altération de son état physique va peu à peu lui faire prendre conscience de l'aggravation si redoutée. Il se sentira alors envahi par le doute et l'appréhension. Mû par cette angoisse, il tentera néanmoins d'obtenir davantage de précisions sur l'évolution de sa maladie. Pourtant, le médecin va retarder la divulgation de ces données, de la vérité que lui seul détient encore ; souffrant à l'avance de cette souffrance à venir, redoutant l'impact de ces révélations sur son patient, le médecin va devoir, là encore, temporiser. Immergé dans l'actuelle détresse du patient et submergé par sa propre anxiété qu'il n'a toujours pas assumée, il ne saurait en outre faire face à ce nouveau surcroît d'angoisse.

## *La fausse réassurance*

Le médecin va ainsi trouver une autre échappatoire, efficace bien que temporaire, qui lui permettra, par la *fausse réassurance*, de maintenir un décalage en dissimulant la vérité. Impuissant à contrôler sa propre angoisse mais détenteur d'une réalité médicale que le patient commence à soupçonner, le médecin va optimiser les résultats et entretenir chez son patient une sorte d'espoir, simulé et artificiel, alors même que le malade n'y croit plus.

> Ainsi ce patient de 45 ans, en phase terminale d'un cancer du poumon, alité depuis trois semaines, très amaigri et atteint d'une forte dyspnée, sera tenté de faire part à son médecin de sa légitime anxiété, générée par sa dégradation physique désormais flagrante :
> — Docteur, je suis traité depuis plus de six mois par chimiothérapie et je suis de plus en plus essoufflé, je me sens chaque jour plus faible et incapable de faire le moindre effort physique. Il faut que je sache où j'en suis, je dois prendre certaines dispositions pour ma famille : j'ai besoin de savoir.
> — Vous n'avez pas lieu de tant vous inquiéter ; vous avez subi les meilleurs traitements, avec un maximum d'efficacité qui ne justifie nullement votre pessimisme. Moi, je suis complètement satisfait de vos résultats... Un peu de découragement, peut-être. Allez, il faut garder le moral ! Je repasserai vous voir demain, soyez tranquille...

En refusant ainsi d'être rejoint dans sa propre connaissance médicale et donc dans la progression de la maturité psychique du malade, le médecin va tenter de conserver ce savoir sur lequel lui seul a encore prise. Certes, s'il pressent que son attitude ne sera pas longtemps crédible, il lui est pourtant nécessaire, pour se protéger encore un peu, de maintenir le patient dans l'ignorance partielle de l'évolution de son état, de tâcher d'enrayer le propre processus psychique du patient en suspendant, encore un temps, l'accès à l'inéluctable certitude.

## *La rationalisation*

Une femme d'une trentaine d'années, souffrant d'intenses douleurs pelviennes, subit une hystérographie sur prescription de son gynécologue. À la seconde consultation, celui-ci l'informe qu'il a reçu les résultats de l'examen : il n'en dit pas davantage. Mais, à son silence pesant et à sa mine décomposée, la patiente pressent quelque chose de grave. Il confirme alors qu'elle est atteinte d'un cancer de l'utérus et l'incite aussitôt à aller consulter à l'hôpital. Ahurie et anéantie, elle va vivre pendant le week-end dans la détresse la plus totale, oscillant entre l'hébétude, l'accablement et la frayeur, empreints cependant de l'espoir diffus qu'une fois à l'hôpital les explications si attendues et redoutées lui permettront de modérer sa peur et d'atténuer son angoisse. Hospitalisée dès le lundi matin, elle subit un certain nombre d'examens et reçoit, peu après, la visite simultanée du chef de clinique, de l'interne, du chirurgien et du chimiothérapeute. Ce dernier prend alors la parole et s'adresse à la patiente sur un ton clair et distinct, pesant chacun de ses mots :
— Vous avez un cancer de l'utérus de 9 centimètres de diamètre qui envahit le petit bassin.
— ... Un envahissement du petit bassin ??
— Oui, un envahissement du petit bassin.
— ... C'est une atteinte osseuse ?
— Non. C'est un envahissement du petit bassin.
— ...
— Je m'explique : il s'agit d'une infiltration des annexes par contiguïté loco-régionale, due à une expansion du processus néoplasique aux organes voisins avec de probables adénopathies pelviennes profondes.
— ... Mais... c'est... c'est guérissable ?
— Pour ça, on verra : il faut d'abord faire un traitement par chimiothérapie et radiothérapie.
— ...
— Bon, je vous laisse... nous commençerons dès demain.
À la fin de la visite, ému par son regard éperdu et désemparé, le chirurgien va s'approcher de la patiente et lui murmurer : « Ne vous inquiétez pas, je reviendrai vous voir plus tard », tentant, par ces quelques mots, d'atténuer l'effet d'anéantissement engendré par les propos du chimiothérapeute.

Dans ces propos, pas un mot auquel se raccrocher, pas une lueur d'explication, aucune donnée compréhensible sur la nature de la maladie, aucune précision explicite sur ce mal dont la patiente ne sait toujours rien, ni des symptômes à venir, ni de la nature du traitement : aucun indice bienveillant qui puisse l'autoriser à vivre dans l'attente, la confiance ou l'espoir.

En provoquant chez cette patiente un état de sidération qui ne fera qu'accroître l'angoisse, le médecin va annihiler en elle toute capacité d'intégration. En effet, par son aspect technique et spécialisé, ce compte-rendu – pourtant détaillé, précis et circonstancié – va en revanche accroître le caractère occulte, énigmatique et donc menaçant de la maladie ; loin de lui faire accepter le mal qui se développe en elle, cet énoncé froid et austère, en restituant une maladie impénétrable et obscure, va la rendre étrangère à son propre corps et décuplera angoisse et terreur.

Sidération et incompréhension vont ainsi, dans un premier temps, enrayer le processus de rébellion et annuler toute volonté de combattre cette maladie avec laquelle la patiente va devoir désormais cohabiter et qu'elle devra pourtant tenter d'apprivoiser. Mais il est vrai qu'on n'apprivoise pas les maux avec des mots qui ne parlent pas.

Le médecin qui tient un discours si hermétique et incompréhensible pour le non-initié au langage médical tente en fait, avec ses propres armes, de pallier son dénuement : l'annonce d'un diagnostic à pronostic létal est et restera toujours source d'angoisse pour les soignants. Certains médecins, en s'immergeant dans la *rationalisation* et en se retranchant derrière leur savoir médical, peuvent ainsi faire face au malade, établir un dialogue sans dialogue, apporter aux questions trop embarrassantes du patient des réponses toujours plus obscures, en s'engouffrant dans cet imparable domaine de la connaissance non partagée.

Sortir de ce registre permettrait certes d'être plus proche du patient, en prenant le temps de lui expliquer le processus de sa maladie, en simplifiant chacun des termes et en les mettant à sa portée. Cela revient, pour le médecin, à fondre sa propre angoisse dans celle du patient ; si les mots transmis sont compris trop vite, ils reviendront vers le médecin à la manière d'un boomerang : répercutés sans filtre et lestés d'une double angoisse.

Car le médecin n'est pas encore prêt à abandonner son registre traditionnel pour s'engager dans le domaine émotionnel du patient. Il a encore besoin, pendant un temps, de ses mots à lui et de ce savoir qu'il assène, pour maintenir ainsi cette distanciation rigoureuse et sans appel. Grâce à la rationalisation, il essaie de gagner un peu de temps sur la douloureuse distance qu'il aura à parcourir avec le malade. Plus grave sera le pronostic, plus il sera tenté de le désincarner, de déshumaniser le temps de l'annonce afin d'apprivoiser les souffrances à venir. Certains médecins ne peuvent vivre autrement ce premier face-à-face car ils ont, eux aussi, besoin de ce temps d'adaptation pour intégrer leur propre diagnostic, porteur d'une angoisse qu'ils ne peuvent encore partager.

Certaines phases-clés de l'évolution de la maladie – annonce d'un diagnostic ou d'une rechute, approche imminente de la mort – vont ainsi ponctuer, avec une incisive acuité, la souffrance du soignant alors au paroxysme dans sa relation à l'angoisse. Il est cependant un autre type de souffrance, moins ponctuelle et ne participant plus d'une situation d'exception, à laquelle pourtant les soignants (infirmières et aides-soignantes en particulier) sont constamment confrontés : c'est la souffrance de tous les instants, l'angoisse au quotidien vécue dans sa banalité, faite d'une somme de difficultés sans cesse renouvelées, au travers de tâches journalières, régulières et répétitives.

Les soignants sont à tout moment au contact de cet être qui souffre, aux côtés de ce malade qui peine dans un quotidien morne et dépeuplé : le patient va alors attribuer au soignant – souvent son unique fenêtre sur l'extérieur – un rôle capital et prépondérant ; le malade va devoir prouver qu'il est bien là et qu'il existe quand même, en manifestant en toute occasion sa présence, en se plaignant de ses maux, de sa solitude, des visites trop rares de ses proches, en faisant des soignants des interlocuteurs privilégiés. Mais ceux-ci vont parfois ne pas supporter ce trop grand investissement psychique, cette demande appuyée de présence et de sollicitude, cet appel constant à l'écoute, cette requête de contact et de communication.

## *L'évitement*

Ils vont alors se protéger en mettant en place un mécanisme d'*évitement* s'assimilant à un comportement de fuite qui peut revêtir différents aspects : le soignant pénètre dans la chambre et, sans un regard pour le malade, consulte aussitôt son dossier, dans lequel il va se plonger sans jamais lever les yeux. Il s'adresse ensuite aux étudiants et s'informe par exemple du transit intestinal du malade, de son appétit, devant un patient parfaitement en mesure de répondre lui-même. Jusqu'à la fin de la visite, il nie sa présence physique et effective en le réduisant à un dossier, à un cas à traiter uniquement d'un point de vue médical : il va « l'oublier », comme si sa présence lui était douloureuse, comme si le sujet était couché par écrit.

Ainsi réduite à des informations indirectes et techniques, la relation avec le patient se trouve privée de toute communication que le soignant estime ne pas être de son ressort, reléguant ainsi à d'autres – collègues ou psychologue – le soin de veiller au contact et à l'échange.

> Une jeune patiente évoquait ainsi son insatisfaction dans ses rapports avec le médecin responsable de la salle, lui reprochant une communication inexistante ou réduite à des examens, sans aucun échange. Ce problème fut évoqué lors de la réunion de l'équipe soignante et le médecin mis en cause tenta d'abord de rationaliser son attitude, en expliquant qu'il n'était pas, en réalité, responsable de cette patiente adressée à un autre confrère. Au cours de la discussion, il finit par exprimer sa crainte d'investir cette jeune fille qu'il savait condamnée à court terme : la verbalisation de cette défense permit d'améliorer très rapidement leur relation.

Les soignants peuvent aussi nier la présence du patient en le considérant comme un objet de soins et uniquement comme tel. Là encore, bien que le corps soit pris en charge, le sujet disparaît : on profitera du sommeil du patient pour ne pas le déranger ; on s'attachera à remplir la pancarte de soins, à distribuer les médicaments, à refaire le lit ou la toilette en fuyant toujours le regard, en évitant tout échange, comme s'il s'agissait d'un objet inanimé : toute la chambre sera objet d'attentions, pourvu qu'elles distraient de la présence du sujet pensant.

## *La dérision*

Lorsque ces faux-fuyants s'avèrent sans efficacité et que les soignants sont contraints à un échange minimum, certains trouveront refuge dans la *dérision*, autre comportement de fuite et d'évitement qui désoriente le patient et le réduit au silence.

> Ainsi, une patiente en phase terminale d'un cancer du poumon, atteinte de volumineux œdèmes aux jambes, va se plaindre à l'infirmière en cherchant à l'apitoyer :

— Regardez mes pauvres jambes : c'est affreux, elles sont pleines d'eau !
— Allons, allons, ce n'est tout de même pas la mer à boire !

En arguant d'une surcharge de travail (certes, trop souvent réelle), certains soignants vont s'abstraire d'une véritable relation qui pourtant ne peut se tisser qu'au quotidien, dans ce goutte-à-goutte d'un temps que certains jugent prosaïque et sans relief : cette non-reconnaissance d'une souffrance parfois banalisée entraîne souvent, chez le soignant, ces comportements de fuite, faits de découragement, d'usure et de lassitude, corollaires d'une angoisse si ordinaire et si lourde à porter.

## *La fuite en avant*

Il est pourtant des situations où le soignant n'est plus à même de recourir à l'un de ces mécanismes car l'angoisse qui affleure est si imminente, la menace si proche qu'il ne peut trouver refuge dans aucune de ces défenses : ni dans le mensonge (auquel il est radicalement opposé), ni dans la fausse-réassurance (qui lui permettait un décalage salutaire mais temporaire), pas davantage dans l'esquive (qui lui consentait encore une voie d'accès au dialogue) et encore moins dans la rationalisation qui l'autorisait – par un langage hermétique – à temporiser encore. En effet, dans chacune de ces opérations défensives, les médecins sont convaincus d'être toujours dans la maîtrise, persuadés de s'être ménagés un semblant d'issue, marge de manœuvre grâce à laquelle ils pourront toujours composer.

Mais lorsque l'angoisse est trop lourde à porter – au moment de l'annonce du diagnostic, en particulier –, certains médecins ne sont plus capables de soutenir leur souffrance et, tout comme on s'allège d'un accablant fardeau, ils veulent s'affranchir de leur angoisse et se délivrer de tout leur savoir, se déchargeant aussitôt d'une si brûlante vérité.

Ainsi, certaines questions du malade, inattendues, impromptues et sans équivoque, provoqueront chez le médecin un tel état de sidération que ses réponses, comme aspirées par la spontanéité des questions, jailliront sur le même ton, dans un style concis et lapidaire, empreint de la même rudesse et d'une égale franchise.

Cette *fuite en avant* qui oblige le médecin à dire tout et tout de suite, comme pour maintenir un équilibre dans les souffrances, décuplera paradoxalement son angoisse alors même qu'il ne dispose plus d'aucune « marge de manœuvre ». C'est ce mécanisme qu'un médecin de ville a voulu décrire en relatant une expérience qui s'était avérée très douloureuse, pour lui-même et son malade :

> Atteint d'un cancer ORL, ce patient de 60 ans est suivi simultanément par un cancérologue et par son médecin traitant. Dès le début et pendant toute l'évolution de sa maladie, il fait preuve d'une grande combativité et d'un relatif optimisme. Mais d'incoercibles maux de gorge provoquant de violentes douleurs à la déglutition vont l'amener à consulter au Centre de soins palliatifs et il finira par être hospitalisé dans une unité de soins palliatifs, en raison de l'évidente dégradation de son état physique – que son médecin décrira d'ailleurs comme « effrayante ». Il ne supporte bientôt plus l'Unité, affirmant même se sentir beaucoup mieux ; il décide alors de partir et demande à consulter à nouveau en cancérologie. Il garde manifestement confiance et espoir et semble toujours croire en sa guérison. Une autre radiothérapie lui est proposée ; il s'enquiert aussitôt de son bien-fondé ; mais la fraction de seconde d'hésitation qui précède la réponse affirmative du cancérologue le pousse à retourner voir son médecin avant d'accepter le traitement :
>
> — Docteur, pensez-vous qu'il est souhaitable que je me soumette à une nouvelle radiothérapie ?
>
> — Je crois que ce n'est pas la peine.
>
> Le médecin réalise aussitôt que sa réponse a été hâtive et trop abrupte, qu'il aurait pu encore se maintenir dans l'échange en reprenant peut-être les propos du patient et en lui demandant ce que lui-même en pensait. Désemparé, il va pourtant réitérer dans le même registre :
>
> — Docteur, je l'ai ou pas, ce cancer ?... parce que je dois faire mon testament... »
>
> Le médecin éprouve tout à coup une telle sensation de malaise, une telle sidération liée à l'effet de surprise qu'il va à nouveau se jeter dans la fuite en avant. Et, sans même pouvoir se contrôler, il réplique aussitôt :
>
> — Oui, vous avez un cancer.

Alors que le malade n'aspirait qu'au partage de la souffrance, le médecin a provoqué l'effet contraire, engendrant par son attitude la rupture définitive, créant ainsi le vide et la béance. Les mots, à peine énoncés, se sont figés dans l'irrévocable, procurant l'affligeante sensation d'avoir symboliquement donné la mort à son patient. Car l'angoisse de mort du malade s'est en même temps déplacée ; elle s'est projetée brutalement sur le médecin qui a développé à son insu un mécanisme de fuite en avant, salvatrice et destructrice à la fois.

Sans apporter de réponse directe et définitive au malade, le médecin ressent confusément, mais après coup, qu'il aurait pu agir autrement, se réfugier par exemple dans une forme d'esquive – pratiquée, certes, en toute conscience – grâce à laquelle il aurait pu évoquer à nouveau le mot « testament », relance indirecte qui, sans être au cœur de la problématique, demeurait néanmoins au sein de la souffrance. Par ce procédé, le médecin autorisait le patient à sortir du sujet tout en y restant, à s'exprimer sur la mort sans côtoyer la sienne, qu'il aurait alors approchée pas à pas, au lieu de se retrouver soudain seul face à son diagnostic de mort inéluctable, seul aux côtés du médecin, lui-même isolé dans sa propre souffrance.

D'autres soignants, surestimant la maturité psychique des patients, n'attendront même pas que les questions soient posées et iront encore plus vite et plus loin dans cette libération d'un tourment qui oppresse, d'une réalité difficile à contenir, d'une vérité qui pèse comme un secret qui suffoque. Ils vont alors devancer les questions, accélérer l'allure sans jamais suivre le rythme du patient, se déchargeant de leur fardeau sans autre forme d'angoisse que celle de penser qu'il n'est pas le leur, qu'ils n'en sont que les dépositaires ponctuels et que le patient se devra, le jour venu, d'assumer seul le poids de sa souffrance. Ils vont alors tout révéler d'un coup, du diagnostic aux traitements longs et douloureux, des possibles rechutes au pronostic létal.

Les dommages engendrés chez les malades confrontés à un tel comportement – peu fréquent il est vrai – sont tels qu'ils ne réussissent plus à envisager ce temps à vivre privé de cette lueur d'espoir, si ténue mais tellement nécessaire pour contrecarrer l'angoisse, pour envisager une rémission, pour vouloir se battre encore, y croire et espérer toujours, quitte à se mentir un peu à soi-même – tant que les mots si redoutés ne sont pas émis trop tôt.

> Ainsi cette femme, « victime » de la fuite en avant de son médecin, exprimera-t-elle dans cet émouvant appel au secours adressé à son psychothérapeute son amertume, son désarroi et son ressentiment, évoquant l'effet désastreux d'une vérité assénée et qu'elle n'était pas encore prête à entendre :
> « Je me permets de vous adresser ce courrier car je ressens un immense malaise. C'est à la fois du désespoir, de l'impatience, parfois un peu d'optimisme... Je regrette souvent que vous soyez si loin de moi, j'aurais tant besoin de vous livrer en vrac tout ce qui m'oppresse. Pourquoi le docteur K. a-t-il agi aussi cruellement envers moi ? Pourquoi m'avoir laissé entendre qu'il n'y avait plus d'espoir ? Depuis, les mois qui passent

deviennent un compte à rebours. C'est horrible. Mon amie M. m'aide beaucoup et m'a conseillé d'arrêter de téléphoner à l'hôpital et de croire en la réussite. Elle m'a regonflée deux jours et puis les paroles du Dr K. reprennent le dessus et je replonge. Mais pourquoi a-t-il été si cruel ? […] Autour de moi, une immense chaîne de solidarité s'est créée […], le docteur du laboratoire où je vais régulièrement a écrit à titre amical au Pr D., le suppliant de faire le maximum pour moi. Il faut à tout prix m'en sortir, me redonner la vie pour goûter à toutes ces choses simples que je découvre depuis que je subis cette terrible maladie. J'ai tout simplement envie de respirer librement, sourire, espérer, regarder sans haine les autres vivre autour de moi...

« Mon mari m'a annoncé qu'il avait décidé, en accord avec mon amie M., de prendre l'avis d'une autre personne compétente dans le domaine de la greffe. J'ai donc rendez-vous dans quinze jours à l'hôpital avec le Pr T.

« J'ai très envie d'appeler le docteur A., responsable de ma greffe. C'est un homme que j'apprécie beaucoup, tant pour sa gentillesse que pour sa simplicité. C'est à lui seul que j'aurais envie de parler (en tant que médecin, bien sûr) mais je n'ose pas le harceler. Il m'a dit qu'il m'appellerait s'il avait de nouveaux indices concernant les six donneurs. Cette attente est horrible et parfaitement inhumaine. J'ai tellement peur que cela ne réussisse pas qu'il m'arrive parfois de penser à la mort. Je vais arrêter mon bavardage, car ma main ne suit plus, j'ai du mal à finir mes mots... »

## *L'identification projective*

Ces opérations défensives plus ou moins élaborées, par lesquelles le soignant s'efforce de se mettre à l'abri de situations trop angoissantes, lui permettent d'instaurer une distance plus ou moins rigoureuse entre sa souffrance et celle du patient, entre la réalité et sa propre angoisse. Diamétralement opposé à la banalisation qui reposait – comme nous l'avons vu – sur une distanciation maximale destinée à engendrer un minimum de souffrance, le mécanisme de *l'identification projective* est en revanche une tentative du soignant de dissoudre intégralement cette distance par une prise en charge active et globale de la souffrance du malade : c'est du moins ainsi que le soignant la vivra.

En effet, par ce mécanisme, qui consiste à attribuer à l'autre certains traits de soi-même ou d'une ressemblance globale avec soi-même, le soignant se substitue au malade et transfère sur lui certains aspects de sa personnalité, lui prêtant pour toute conduite à tenir face aux situations de crise ses propres sentiments et réactions, ses propres pensées et émotions. Cette souffrance dépouillée devant laquelle il se sentirait si démuni s'il devait y faire face le contraint à manier le paradoxe par un processus à la fois candide et complexe : incapable de faire front, il fait corps avec « son » malade, opérant ainsi une véritable symbiose. Par cette fusion étroite qu'il croit avoir mise en œuvre, le soignant acquiert la conviction que lui seul sait ce qui convient au malade, lui seul perçoit l'attitude adéquate et appropriée pour le bien-être du patient – ne dissimulant jamais sa sévère réprobation de tout acte qu'il jugera nocif et préjudiciable au malade. Armé de ce discernement et de ce savoir-faire spontané et « intuitif », convaincu du bien-fondé de ce soutien « de l'intérieur », il s'attache à inculquer au patient son mode d'emploi, la marche à suivre la plus efficace pour lui venir en aide, sans jamais se douter qu'il ne fait là que projeter sur le malade ses propres souhaits et aspirations.

En se mettant à la place du patient sans y être jamais, il fait ainsi taire son angoisse pour se réfugier dans le registre des certitudes, génératrices d'énergie et de constance, de volonté et de détermination, laissant ainsi fort peu de place au doute. Cette force de l'évidence qui nourrit la relation induit le soignant à encourager le patient à entendre ses suggestions et à agir selon ses conseils, qu'il prodigue sans la moindre hésitation dès lors que c'est précisément la voie qu'il aurait choisie pour lui-même. Il use – avec rudesse parfois, avec tact et douceur souvent – de toute sa force de persuasion pour orienter le malade et forcer son adhésion, empreint de cette désarmante assurance qui anime tout être convaincu d'œuvrer pour le bien de l'autre.

Ainsi cette jeune infirmière, connue dans son service pour son caractère énergique et décidé, pour son dynamisme et sa vitalité, avait-elle instauré avec une malade de son âge – hospitalisée pour un cancer à pronostic létal – une relation fondée sur ce processus d'identification : la soignante ne supportait pas cette double souffrance physique et psychique qu'elle lisait chaque jour dans ce regard, animé d'une douloureuse et sous-jacente angoisse de mort.

Sans se demander comment elle-même aurait vécu une situation à laquelle, de toute évidence, elle s'était identifiée, elle éprouvait en permanence un sentiment de révolte, de refus et d'indignation qu'elle se mit en devoir d'injecter à sa malade. Convaincue qu'elle devait l'aider à réagir et à se battre, elle la bousculait sans cesse, avec gentillesse mais fermeté. Chaque jour, elle lui reprochait ainsi son manque d'autonomie dans les gestes quotidiens – de la toilette aux repas –, lui conseillant inlassablement de ne pas se laisser aller, de continuer à vouloir « se faire belle » pour ses proches et

d'accueillir son mari avec le sourire et davantage de tendresse. Elle l'encourageait à répondre aux lettres de ses amies et l'incitait à garder – par la lecture et la télévision – un contact avec l'extérieur, à rester en relation avec ses collègues de bureau « qui prenaient si souvent de ses nouvelles ». Elle l'engageait à accepter les cadeaux offerts, sans soupirer de tristesse. Elle lui reprochait aussi son laxisme envers son fils « qui n'en faisait qu'à sa tête », et l'exhortait surtout à ne jamais se plaindre, car « les autres » n'aiment pas entendre gémir ni regarder la douleur en face.
La malade acquiesçait et se taisait, hochant la tête sans jamais pouvoir répondre par des mots que nulle autre qu'elle-même ne comprendrait jamais. Ces mots étaient en revanche formulés en psychothérapie : cette autre, qui se voulait une autre « elle-même », bien portante et radieuse, que savait-elle de la souffrance d'un corps jeune, rongé par la maladie et sur lequel aucun trucage ne ferait jamais illusion ? Que savait-elle d'une relation d'amour suspendue à un tel pronostic, interdisant désormais tout projet à deux ? Que savait-elle de l'ambivalence de la relation amicale qui s'étiole sur fond de pitié ? Que savait-elle enfin de cette souffrance à devoir un jour ne plus serrer son enfant dans ses bras ?
Loin de se sentir soutenue et aidée, cette femme sent que sa souffrance n'est pas entendue et qu'elle doit rester dans le registre du non-dit sans jamais aborder celui de la complainte ; en effet, qui se plaindrait d'une si grande sollicitude et prévenance, d'une présence si dynamique se voulant si rassurante ? Comment pourrait-elle jamais dire que ce qu'elle vit n'est pas de l'ordre du transmissible ?

Ce mécanisme, qui, paradoxalement, engendre chez le malade davantage de douleurs et si peu de réconfort, l'enferme désormais dans l'illusoire partage d'une souffrance non-identifiée, lui interdisant de surcroît de se rebeller contre ce rapprochement-distanciation qui, certes, « ne lui veut que du bien », mais qui le cantonne dans un non-dit d'incompréhension et de griefs implicites. En s'identifiant à l'autre, en opérant cette forme de dépersonnalisation, le soignant s'est en fait immergé dans la souffrance du malade pour mieux s'en affranchir et pour pouvoir l'annuler. Le sujet, source d'angoisse, est ainsi introjecté : plutôt que de vivre cette relation dans l'impuissance et l'inefficacité, il se rassure et se convainc de sa capacité à décoder tout désir du patient. Ainsi, pour invalider sa propre angoisse, il doit exercer une réelle autorité affective grâce à laquelle il asseoit une sorte de toute-puissance, non plus de l'ordre du rationnel ou du scientifique, mais de l'ordre de l'affect et de l'émotion.

Persuadés de pouvoir aplanir toutes les difficultés « autour » du patient et de sa maladie, ces soignants – forts de cette assurance – parviennent à ne plus vivre leur propre souffrance, qui se trouve réinjectée dans la propre angoisse du patient. Le soignant n'est plus alors à l'écoute de l'autre mais à l'écoute de lui-même, en fonction de sa propre personnalité et sensibilité. Il serait illusoire de croire que l'on puisse se mettre à la place de l'autre car on n'est jamais l'autre, cet autre qui vit, comme il peut, dans son propre corps et au moyen de son seul cheminement intérieur.

Ces opérations défensives mettent ainsi en évidence la nature du lien que le soignant tente d'établir avec son malade, fondée sur une approche différente de la souffrance, dépendant de la propre personnalité du soignant et du degré de distanciation qu'il développe inconsciemment pour se protéger. Entiers ou catégoriques, subtils ou fluctuants, ces mécanismes de défense lui permettent cependant de s'octroyer une sphère d'attentisme souvent nécessaire pour se préserver de son propre désarroi, avant d'apprivoiser les souffrances à venir et de côtoyer enfin la détresse du patient.

## *Vers une vérité pas à pas*

Car la première angoisse qui engendre l'instauration de ces mécanismes est immanente à l'aspiration fondamentale de soigner et de guérir : ce désir requiert avant tout une indispensable compétence médicale, aptitude essentielle et inhérente à tout soignant. Mais au-delà de ce registre thérapeutique et par-delà la douleur physique, celui-ci demeure préoccupé par la souffrance psychique du patient, à laquelle il redoute de ne jamais pouvoir apporter de réponse. C'est précisément la perception plus ou moins aiguë de cette possible faillibilité qui va générer des défenses. Celles-ci n'auraient certes pas lieu de s'édifier sans cette lucide appréhension d'un virtuel échec. Pourtant, le soignant n'aspire qu'à accéder à une relation authentique avec son patient, faite de cette reconnaissance réciproque et de ce respect mutuel inhérents à tout échange. Mais avant de parvenir à cette « harmonisation » où le soignant – laissant tomber ses défenses et sa maîtrise, mettant de côté son savoir et sa connaissance – admettra ses incertitudes et ses limites, le chemin s'avère âpre et douloureux : être dépositaire d'une souffrance sans pouvoir y répondre et ne jamais détenir de certitude sur l'interprétation du non-dit demeurent toujours sources d'intenses difficultés.

> « Autrefois – nous confie cette infirmière, depuis deux ans dans un service de cancérologie – je me protégeais et j'avais, à cet effet, élevé de solides

barrières qui empêchaient quiconque de venir se confier à moi : c'était certes très commode et bien plus facile ; et puis un jour, j'en ai eu assez d'être prise pour quelqu'un d'autre, pour un être fort, alors que je savais combien étaient factices les barrières derrière lesquelles je me retranchais. J'ai donc décidé de les abattre et je me suis retrouvée au cœur d'un immense terrain de souffrance et de détresse, au sein duquel j'avais enfin ma place. S'il m'est arrivé parfois de regretter le temps des barrières, je sais aussi que je ne peux plus revenir en arrière : il est douloureux de se savoir dans l'évitement dès lors que l'on a enfin réalisé que cette protection s'apparente à une certaine forme de lâcheté. S'il est vrai que je ressens parfois le besoin de changer de service pour intégrer une unité moins lourde et rencontrer plus souvent la guérison, je sens confusément – malgré mes doutes et mes interrogations sur l'aide réelle que je peux apporter au patient – que je lui permets aussi de déposer un peu de sa souffrance : c'est dur et gratifiant à la fois. Mais pour supporter cette angoisse latente de ne pas toujours être à la hauteur du soutien espéré, j'ai besoin à mon tour d'être aidée et de pouvoir en parler pour ne plus être tentée, dans le tourbillon du désarroi, de réinstaurer ces barrières qui m'interdisent de rejoindre le malade, où qu'il soit. »

Prendre conscience de ses défenses induit parfois le soignant à vivre cette situation comme une menace susceptible de l'affaiblir, de le déstabiliser et de le mettre à nu face à son patient. Or reconnaître et accepter de se protéger engendre paradoxalement un assouplissement de l'intensité même de certains mécanismes : en avoir conscience, c'est tenter de parvenir à une relation dépouillée de ce mur d'incompréhension qu'érige l'inconsciente prédilection pour des subterfuges et pour la fuite face à toute réalité porteuse de souffrance et d'angoisse ; c'est aussi admettre de cheminer avec ses forces et ses failles ; c'est accepter l'angoisse comme vecteur de cette aventure d'une relation à deux, particulière, singulière et inégale aussi, dans laquelle le soignant, fort d'une prééminence sur l'autre, ressent confusément que le malade ne peut ou ne veut parfois partager ce savoir ; c'est néanmoins en s'ouvrant sur soi-même que l'on s'ouvre à l'autre et que l'on parvient à atteindre sa souffrance. Car identifier ses défenses, c'est aussi se révéler plus apte à reconnaître celles du patient qui va, à son tour et à son insu, instaurer des contre-tensions pour se prémunir contre sa propre angoisse.

Seule une vérité pas à pas, tenant compte des mécanismes de défense du soignant et du soigné, est susceptible d'engendrer, comme nous le verrons, un échange authentique et équitable, au plus proche de cette réalité psychique vécue dans l'indissociable et douloureux contexte de mort.

# 3

# *Les mécanismes de défense des patients*

Les opérations défensives des patients vont obéir à une tout autre problématique et s'articuler autour d'exigences et de caractéristiques distinctes et spécifiques. Efficaces, actives ou puissantes, inconstantes, précaires ou fragiles, elles se révéleront souvent instables et fluctuantes. À l'inverse de celles des soignants, elles devront en effet agir à tous les niveaux afin de protéger chacune des facettes meurtries de la personnalité du malade. Si elles s'avèrent souvent difficiles à vivre pour l'entourage, qu'elles vont parfois perturber et désarçonner, c'est précisément parce que la maladie met en jeu la vie même du patient, unique bien sur lequel il ne peut transiger. Si les mécanismes de défense du soignant se développent presque exclusivement dans sa relation avec le patient, le malade devra en revanche affronter une multitude d'angoisses afférentes à des sphères multiples, tant psychiques que matérielles. Celles-ci engendreront une extrême complexité dans chacune des relations qu'il tentera de nouer ou de conserver. Car la maladie constitue la première menace contre laquelle il devra se défendre ; inhérente à sa présence même au sein de l'hôpital, elle n'a rien d'un fantasme ni d'une angoisse liée à la peur de voir l'autre mourir. Porteuse de l'angoisse de s'amenuiser dans la spirale d'une mort sur laquelle il aura de moins en moins prise, cette réalité incontournable va autoriser – en la justifiant – la mise en place de tout mécanisme susceptible d'atténuer quelque peu la douleur, la souffrance et l'angoisse. En fonction de sa propre personnalité et du rythme de l'évolution de sa maladie, le patient tentera de combattre sa détresse par un comportement instinctif et inconscient, apte à amoindrir l'impact de la souffrance originelle qu'il porte déjà dans son corps et à laquelle vont se juxtaposer d'autres souffrances générées par l'extérieur.

En effet, ces mécanismes vont paraître d'autant plus nécessaires et inévitables que les multiples menaces décupleront ses motivations à se préserver, alertant ainsi son être tout entier. Condamné à gérer sa maladie dans un cadre et un environnement vécus dans l'hostilité car liés à une menace de mort latente, contraint d'entretenir des relations affectives dans un contexte pesant et douloureux, il va devoir – au cœur même d'un microcosme qui lui est étranger – se défendre sur tous les fronts. Privé de tout repère matériel et affectif, coupé de ses proches et de ses habitudes quotidiennes, interdit de projets dans un univers physique bouleversé et une réalité psychique transfigurée, le malade va désormais devoir réagir et se défendre face à toute approche vécue comme une agression sans cesse renouvelée.

Ces mécanismes de défense, souvent ambivalents et parfois si complexes qu'ils finiront par s'enchevêtrer dans une friabilité de tout son être, blesseront bien souvent l'entourage en plongeant soignants et famille dans le désarroi de l'incompréhension. Mais si le soignant parvient heureusement à s'abstraire de sa souffrance – sa vie sociale et familiale le préservant et l'aidant à se détacher d'une douloureuse réalité quotidienne –, le patient n'aura jamais le choix de moduler ses défenses car rien ne peut isoler la menace ; ce cadre douloureux, cette difficile adaptation au milieu médical, cette carence de relations affectives, ce manque d'autonomie physique et psychique, ces jours et ces nuits identiques et indifférenciés vont l'égarer dans une réalité qui ne ressemble à rien de connu – peu d'indices pouvant l'aider à se raccrocher au vécu antérieur. Corps ballotté et agressé, il va progressivement perdre pied ; c'est alors que le soignant devra tenter d'entendre ces ambivalences et comprendre que son patient n'a pas d'alternative ; son mécanisme de défense doit, en effet, être appréhendé comme une escorte indispensable à la maladie et l'on ne saurait envisager d'induire le patient à en prendre conscience, à le reconnaître ou à l'atténuer. Il constitue en effet un préalable à tout échange au sein de cette relation triangulaire entre patient, soignant et famille mais dont le malade est le principal protagoniste en souffrance.

Chacun des mécanismes de défense que nous allons décrire et essayer de comprendre va suivre les méandres du cheminement de la maladie, mais à mesure que cette dernière évoluera vers l'irrévocable, le mécanisme défensif tendra à s'exacerber parfois, à se fragiliser souvent, laissant le malade à l'orée du dénuement.

Si les opérations défensives que nous allons tenter de décrypter paraîtront spécifiques et distinctes en fonction de la personnalité même du patient, elles varieront surtout en fonction de l'évolution de la maladie, dont chacune des phases sera susceptible de voir surgir un autre mécanisme d'adaptation. Car entre la déclaration de la maladie, les échappements à la thérapeutique, les récidives éventuelles et la phase terminale, les défenses s'adapteront à la progression de la maladie dont l'intensité tendra souvent à rendre si vulnérables les ressources psychologiques du malade.

Pendant ce temps si vacillant des premiers pas vers la maladie où le patient refuse encore d'intégrer la réalité de l'atteinte physique et des blessures du corps, ces mécanimes de défense vont souvent créer l'illusion d'une certaine sérénité et d'une apparente quiétude ; pour tenter de rester dans la maîtrise de l'événement et de l'intégralité de son être, le malade se veut encore seul dans son approche de la connaissance, convaincu que partager son malaise naissant serait déjà en admettre l'existence. Comme nous le verrons, ces défenses plutôt massives – de l'annulation aux diverses formes de dénégation – engendreront, par l'assoupissement de l'angoisse et le rejet partiel ou global de la menace, un apparent détachement du malade face à sa propre maladie. Cette illusoire indifférence générée par l'imminente concrétisation de l'angoisse entraînera, par contre-coup, une image déformante dans le miroir de l'entourage. Ce dernier voudra n'y voir qu'un reflet de l'inaptitude primaire à comprendre et à entendre le diagnostic, au lieu de cette tentative désespérée du malade pour le neutraliser. Par ce désir précaire de contrôle et de maîtrise, le patient s'interdit tout sentiment de « faiblesse » émotive propre à éveiller l'angoisse, paralysant chez l'autre toute forme d'émotion. L'entourage hésite alors à prendre en compte la souffrance invisible et encore à venir du malade rétractant toute manifestation d'émoi et de désarroi, dès lors que l'intéressé lui-même paraît si détaché de son corps et si cloisonné dans son être.

Cette détresse à venir, suspendue aux capacités d'intégration du malade, cette angoisse non encore explicite et palpable pour l'entourage, est souvent source de méconnaissance, d'incompréhension et d'impatience à la mesure de l'apparente distanciation du malade envers sa propre souffrance.

Lorsqu'un médecin s'apprête à annoncer à son patient la gravité de son état, il ne peut jamais préjuger des réactions que cette nouvelle suscitera, car il ne peut supposer que sa propre perception, globale ou partielle, de la personnalité du patient et du milieu social ou culturel dans lequel il évolue soit suffisante pour lui permettre d'anticiper ses réactions. Les mécanismes de défense du malade vont en effet s'avérer d'autant plus difficiles à appréhender et à cerner qu'ils se révéleront confus et fluctuants, imprévisibles et déconcertants, rarement en harmonie avec l'idée préconçue.

Ainsi certains patients, apparemment solides et équilibrés, suffisamment armés psychiquement pour sembler supporter la révélation d'une maladie grave – pour laquelle ils se seront d'ailleurs obstinés à réclamer toute la vérité – feront pourtant preuve d'une vulnérabilité imprévue et d'une insoupçonnable fragilité. D'autres, à l'inverse, catalogués par un passé dépressif et un évident mal-être existentiel, sembleront en revanche moins atteints et plus aptes à s'assumer dès lors que la maladie leur consentira enfin de focaliser leur dépression latente. Des réactions inattendues et déroutantes pourront émaner d'une catégorie de patients – tels les prêtres, par exemple – « prédisposés » à affronter les tourments de la vie, censés aussi avoir réfléchi, intégré puis dépassé la notion de mort par un cheminement personnel, philosophique ou spirituel. Mais il serait tout aussi illusoire de présumer que ces sujets sont plus à même que d'autres d'apprivoiser leur propre mort.

Ce n'est qu'à la première rencontre et au premier regard que pourront s'esquisser les prémices de la relation, permettant ainsi au médecin de s'ajuster aux capacités potentielles d'intégration du malade à sa propre maladie. Mais ce contact initial devra avant tout identifier la communication non verbale, dont l'implicite intensité permettra souvent au patient de déchiffrer des messages suffisamment éloquents pour l'induire déjà à édifier des défenses, avant même que les mots ne soient dits.

Si le patient parvient, dans un premier temps, à assimiler son diagnostic de cancer, de séropositivité VIH ou de toute autre maladie grave, cette apparente intégration va néanmoins susciter un véritable état de sidération – l'angoisse de mort ainsi générée le contraignant à recourir à des subterfuges inconscients, susceptibles de le soustraire à cette foudroyante réalité.

## *L'annulation*

Certains patients, profitant parfois du souci du médecin de vouloir entourer l'annonce du diagnostic d'une attentive et délicate sollicitude – afin de leur permettre d'intégrer la nature de la maladie sans toutefois engendrer une trop grande sidération – nient à ce point la réalité qu'ils parviennent à se raccrocher au seul climat de confiance instauré par le médecin, pour ne pas entendre ni percevoir l'essentiel.

Ainsi ce médecin dissimule à grand peine son trouble et sa stupéfaction à la suite d'un long entretien avec un patient auquel il tentait d'annoncer – tout en le ménageant – qu'il était atteint d'un cancer du côlon. Résolument explicite, il s'attache toutefois à s'adresser à lui avec patience et douceur :
— Vous savez, j'ai reçu ce matin vos résultats.
— Ah oui, et alors ?
— Dans votre cas, une intervention chirurgicale est la meilleure solution pour éliminer ces mauvaises cellules mais votre cancer du côlon est tout à fait circonscrit et localisé. Cette intervention ne nécessitera qu'une hospitalisation de deux à trois semaines et vous verrez que, très vite, vous vous sentirez beaucoup mieux. Vous retournerez à la selle normalement et tout devrait rentrer dans l'ordre.
— Oh, merci ! Merci, Docteur, s'écria le patient visiblement soulagé, serrant entre ses mains celle du médecin. Si vous saviez, j'avais tellement peur, j'ai cru avoir un cancer !

Ainsi, le danger de mort concrétisé par le mot terrifiant de « cancer » s'est trouvé escamoté puis aboli grâce au soutien bénéfique et apaisant, au climat de confiance créé par le médecin, permettant ainsi au malade de noyer la menace en dissolvant la réalité afin de mieux la nier.

La représentation gênante du diagnostic est ainsi considérée comme n'ayant jamais existé : par *l'annulation*, ces patients mettent en jeu des pensées propres à effacer, du discours du médecin, toute menace qui ne peut encore être entendue. En annulant tout simplement l'expression d'un dit, le patient annule par là même la représentation insupportable de la réalité qui se trouve *de facto* niée et implicitement démentie.

Ce mécanisme paraît si radical que l'entourage – famille et soignants – est incapable de concevoir qu'une parole émise et clairement exprimée ne puisse être entendue : ils réagissent alors spontanément en rejetant la responsabilité de la non-intégration du diagnostic sur le médecin, coupable à leurs yeux de n'avoir su explicitement transmettre le message ou les précisions adéquates. Ce mécanisme s'avère néanmoins beaucoup trop entier et massif pour pouvoir être conservé comme défense tout au long de la maladie car, dès que la réalité s'impose dans le corps sous forme de douleurs physiques, de traitements lourds et agressifs ou de regards compatissants, le mot interdit et annulé émerge peu à peu pour affleurer à la conscience. La connexion entre les manifestations évidentes de la maladie et le diagnostic précédemment énoncé ne peut alors que s'imposer inéluctablement.

# *La dénégation*

Par sa radicalisation, l'annulation empêche toute bribe de réalité d'accéder à la conscience du sujet, enrayant instantanément l'éclosion de révolte et réfrénant encore l'éveil de l'angoisse. Mais lorsque cette évidence ne pourra aussi massivement être effacée, elle s'imposera avec une telle violence et une telle instantanéité, générant une si foudroyante angoisse, que le malade, éperdu et désemparé, se trouvera réduit à édifier, d'urgence, d'autres formes de défense pour assourdir le choc du diagnostic. Contestant, récusant et déniant la menace, le malade la repousse de toutes ses forces pour tenter d'invalider la traumatisante réalité et refuse d'admettre que ce mal, à peine mis en mots, est déjà enraciné dans son corps. Il refuse aussi que ce dit terrifiant, énoncé par l'autre, puisse avoir un lien avec lui-même, niant l'effet de résonance pour se convaincre qu'il ne peut s'agir de lui, de son corps et de son être tout entier :

> « Ce n'est pas possible... c'est une erreur d'analyse... il s'agit certainement d'un autre malade !... ça ne peut pas m'arriver... pas à moi !... c'est impossible !... Docteur, ce n'est pas un cancer, n'est-ce pas ? »

Le malade sait mais préfère ne rien savoir. Il subodore la vérité mais s'acharne à la déloger de son esprit. Par cette contre-intégration du dit, certains n'admettront ainsi qu'une parcelle de vérité, un pan du diagnostic, voulant croire tout au plus en « un début de leucémie » ou en « une sorte de cancer ». Puis, une fois le diagnostic intégré, le processus se réactivera à nouveau et le pronostic létal, à son tour, sera plus ou moins dénié.

> Ainsi, dès son premier jour d'hospitalisation, une femme de 62 ans atteinte d'un cancer du pancréas métastasé (le diagnostic ne lui avait pas été énoncé par le médecin mais par son propre fils), s'adresse sans détour au médecin, apparemment désireuse d'en savoir davantage :
> — Je veux savoir ce que j'ai.
> — Que voulez-vous savoir ?
> — Mon fils m'a dit que j'avais un cancer et que je n'en avais plus que pour trois mois. Mais moi, je veux que ce soit un médecin qui me le dise.
> — Que voulez-vous savoir vraiment ?
> — ... Je ne veux plus voir mon fils.
> — Pourquoi ?

— Il ne me parle que de ma maladie.
— De quoi voulez-vous entendre parler ?
— De tout autre chose.
— ... Ecoutez : j'ai des nouvelles concernant votre état de santé... On pourrait peut être en parler ?
— J'ai mal à l'estomac et je suis constamment prise de nausées. Vous ne pensez pas, Docteur, que ça peut être dû aux médicaments ?

En déviant ainsi sa réponse sur ses troubles digestifs et sur les effets secondaires des médicaments, la patiente désavoue son apparent désir de connaissance : elle sait mais préfère enfouir – en le niant – ce savoir encore trop douloureux. Par la *dénégation*, il s'agit en effet d'intégrer ce qui est acceptable – la reconnaissance d'une part de réalité vécue dans une souffrance encore tolérable –, et de rejeter ce qui tendra à être vécu trop douloureusement, la mort virtuelle ou probable.

Cette dénégation de la réalité traumatisante affecte tout autant le médecin hospitalisé qui, devenu patient et « oublieux » de son savoir, gomme toute réminiscence médicale susceptible de lui laisser entrevoir l'éprouvante réalité du pronostic fatal de sa maladie. En annihilant le risque létal, la dénégation engendre – par sa résistance au pessimisme – une combativité empreinte d'espoir et du rejet d'un sombre et funeste péril.

La dénégation pourra néanmoins revêtir différents aspects en fonction de la situation de crise, générant parfois des mécanismes obsessionnels de dégagement qui tiendront compte d'éléments fragmentaires de la vérité. Le patient s'en saisira alors pour y prendre appui afin de mieux contourner l'inacceptable menace, tentant ainsi de minimiser encore l'angoisse.

## *L'isolation*

Monsieur L. est très anxieux. Il attend le résultat de ses analyses et la visite imminente du médecin. Monsieur L. se sent nerveux et irritable. L'appréhension l'oppresse. Des bouffées d'angoisse l'étreignent. Le médecin entre. La porte se referme sur lui...
Madame J., l'une des infirmières du service, connaît bien Monsieur L., dont elle s'occupe depuis son arrivée à l'hôpital. Elle aime bien cet homme, ouvert et sensible, avec lequel elle a réussi à créer une bonne relation de sympathie et de confiance mutuelle. Madame J. est inquiète et

attend, impatiente, le départ du médecin. Pleine d'appréhension, elle pénètre quelques instants plus tard dans la chambre de son malade :
— Bonjour.
— Bonjour, Madame J. !
— Comment allez-vous aujourd'hui ?
— Bien, bien, merci. Le médecin vient justement de passer, vous l'avez raté de peu !
— ...
— Il a eu les résultats des analyses : si j'ai bien compris, ce n'est pas très fameux. C'est une leucémie qu'il va falloir traiter par chimiothérapie. Il paraît que ce traitement peut entraîner des effets secondaires qui risquent de provoquer une grande fatigue à cause d'une aplasie. Tout ça va nécessiter une hospitalisation de trois semaines au minimum mais il y aura peut-être un temps de répit avant la reprise d'un nouveau traitement... pour consolider le premier. Vous êtes passée plus tôt que d'habitude aujourd'hui, vous prenez votre après-midi ?
— Non, non, je... je repasserai vous voir plus tard. Il faut vous reposer maintenant. À tout à l'heure.
— Au revoir, Madame J., et à tout à l'heure ! Ah, s'il vous plaît, vous penserez à mon journal ?
L'infirmière sort de la chambre, abasourdie. Elle ne comprend plus rien à l'attitude de son malade. Il semble pourtant avoir tout compris du diagnostic et des conséquences du traitement, mais cette maladie grave, *sa* maladie ne semble pas le concerner ni l'avoir atteint. Devisant sur un ton anecdotique et sans jamais s'impliquer – évitant même l'usage du « je », propre au sujet – il s'est mis à parler de son mal comme d'un corps étranger affectant un tiers, comme si la maladie potentiellement létale avait frappé à la porte de son voisin de chambre !

Comme Monsieur L., certains patients parviennent ainsi à évoquer leur maladie avec une troublante assurance et une apparente sérénité, dénuées de toute émotion et fébrilité. Bâillonnant l'angoisse naissante, cette attitude permet de séparer la réalité médicale du support affectif qui, réprimé pendant un temps, autorise à mentionner paisiblement une maladie, un diagnostic ou même un pronostic fatal en négligeant toute corrélation avec le corps. Grâce à *l'isolation*, le malade reconnaît certes la gravité de son état mais il s'attache à la décrire avec détachement et précision, l'exposant sous forme d'un compte rendu froid et insensible, aussi distant et inexpressif que possible. S'efforçant de dénuder les mots de toute affectivité, dissociant ainsi la représentation gênante de l'affect, il va parvenir à « intellectualiser » sa maladie et à la transposer tout naturellement dans un autre corps que le sien. Bien que la réalité appartienne ici à la sphère du conscient dans laquelle elle peut néanmoins subsister en dépit de ce fond d'angoisse, le malade parvient à affaiblir cette réalité en la privant de tout lien associatif avec lui-même. En effet, si la menace qu'il refuse encore de faire sienne est clairement entendue et reconnue, elle demeure cependant extérieure à son corps et étrangère à ses émotions. Ce processus propre à déconnecter l'insupportable réalité de l'affect permet d'évoquer l'annonce bouleversante d'une mort potentielle avec une surprenante impassibilité. Un instant vacillant et déstabilisé par l'anxiété, le patient va paradoxalement recouvrer une contenance grâce à l'énoncé du diagnostic qui fera taire tumulte et désordre sur le point d'affleurer, endiguant ainsi le flux de l'angoisse encore diffuse. L'impalpable terrifiait, les mots énoncés et déchiffrables renforce la virtuelle abstraction du dit, rassurant l'intellect au détriment de l'affect. Par cette dissociation qui décontenance et perturbe tant l'entourage, le malade tente encore et toujours de temporiser. Amadouant l'esquisse de la peur et de l'angoisse avant l'irréversible confirmation de la douleur physique et de la souffrance, l'intellectualisation d'un dit terrifiant, mais déjà mis en mots, l'aide à supporter l'irruption massive de l'affect qui – il le pressent déjà – ne tarde pas à déborder les repères imposés, envahissant alors tout son être.

Tout procédé susceptible de neutraliser la traumatisante réalité, d'en réduire les tensions et la charge affective, constitue pour le malade un indispensable recours propre à contenir encore l'éclatante perception de l'ampleur du drame qui le frappe et l'empoigne, et auquel personne ne sera jamais préparé. À chaque situation de crise, le patient tend, plus ou moins massivement, à dénier, tempérer ou tolérer cette terrifiante réalité, en fonction essentiellement de la distance qu'il consent à instaurer face à ce champ d'affectivité et d'émotion.

## *Le déplacement*

Si, dans l'isolation, le patient parvient à s'abstraire de ce douloureux contexte tout en y prenant part, cette capacité de maintenir l'émotion dans une zone d'ombre si compacte ne s'avère certes pas toujours possible. Impuissants à estomper l'angoisse, certains patients parviennent cependant à l'atténuer en déplaçant cette souffrance sur une autre affliction liée à leur propre maladie mais dont l'analogie associative paraît tantôt directe et transparente, tantôt déguisée et « illisible ».

En rémission complète de sa leucémie aiguë mais traitée six mois auparavant par chimiothérapie, cette patiente réagit – à l'annonce d'une récidive de sa maladie – par un immense découragement ; mais son amère lassitude ne s'exprime pourtant pas sur l'évident risque létal généré par sa rechute. Elle évoque l'une des manifestations secondaires du traitement, la chute de ses cheveux, insupportable atteinte à son schéma corporel. Cette alopécie va permettre de concentrer l'angoisse sur une autre souffrance bien réelle mais moins lourde à porter, et constitue un élément associatif lié, à l'évidence, au risque de mort encore inenvisageable mais qui permet de focaliser la peur sur une autre réalité, partielle et donc moins douloureuse.

Par le mécanisme du *déplacement*, le malade « choisit » une cible plus accommodante et plus conciliante, transférant l'angoisse inhérente à sa maladie sur un élément substitutif qui s'appuiera soit sur la maladie elle-même – mais hors de sa globalité et d'un futur aléatoire par trop terrifiant –, soit sur une autre réalité sans rapport apparent avec la maladie mais procédant par associations plus lointaines et plus complexes.

Monsieur T. est atteint d'un cancer du poumon dont il connaît le pronostic létal depuis deux jours. Il s'est, depuis lors, enfermé dans un profond mutisme. Alerté par cet état de protestation dont il ne semble pouvoir émerger, le médecin se rend alors à son chevet, désireux de l'aider à exprimer cette souffrance qu'il refuse encore de nommer :
— Comment allez-vous aujourd'hui ?
— ...
— Vous ne voulez pas parler ?
— ...
— Vous avez mal, vous souffrez ?
— Moi ? Non... c'est mon fils.
— Votre fils ???
— Oui, je ne sais plus quoi faire de lui. Il ne va plus à l'école, il refuse d'apprendre un métier, il ne veut plus rien faire et moi, je m'inquiète. Il ne m'écoute pas, il ne comprend pas que c'est pour son bien que je lui parle parfois durement. Il faudrait que je le prenne en main, que je l'aide à se diriger un peu dans la vie. J'essaie de lui faire comprendre qu'on ne peut compter sur personne, qu'on ne sait jamais ce que la vie nous réserve et qu'il faut s'attendre parfois à prendre des coups. Mais il vit sur son nuage ; les copains, le cinéma, c'est tout ce qui compte pour lui. Il me cause beaucoup de soucis, vous savez, et je ne sais pas par quel bout le prendre. J'aimerais qu'il continue ses études et qu'il fasse sa vie, une vie honnête et sérieuse, comme moi... Docteur, vous ne pourriez pas lui parler, vous ?

Incapable de mentionner sa maladie et de s'exprimer directement sur cette souffrance globale, Monsieur T. se focalise sur une autre angoisse, engendrée par un pronostic dont il ne peut se décharger émotionnellement. Désarmé par sa propre détresse, il se préoccupe exclusivement des difficultés que lui pose ponctuellement son fils, exprimant son tourment quant à l'avenir de son enfant. Cet avenir, implicitement lié à l'imminente absence du père, dont il s'inquiète et qu'il ne connaîtra pas, se révèle intrinsèquement lié à son propre devenir, qui n'est autre qu'une absence d'avenir : inéluctable approche d'une mort trop proche qu'il ne saurait encore envisager.

L'une des intolérables atteintes à l'entité du sujet est son impuissance à comprendre, déchiffrer et contrôler sa maladie et son évolution. N'avoir aucune prise sur l'origine, le présent et le devenir de ce mal constitue l'une des principales sources de souffrance du malade, comme si la capacité d'en lever le mystère, la faculté d'en déceler des justifications pouvaient avoir une incidence sur les symptômes et les douleurs, le diagnostic et la mort.

## *La maîtrise*

Mais le malade se sentira moins vulnérable s'il pense pouvoir encore comprendre l'événement et en maîtriser le processus, agir sur sa propre histoire qui lui échappe déjà et dont le devenir lui apparaît si dramatiquement indistinct et fluctuant. Ce désir de *maîtrise* qu'il va tenter de conserver le plus loin possible au moyen de subterfuges divers l'aidera à se sentir encore un sujet résolu et volontaire, même s'il pressent déjà que la vie l'abandonne, insensiblement.

Contraints de restituer cohérence et logique à leur maladie, certains tentent d'en rationaliser l'origine comme pour se justifier, d'autres opteront pour une forme d'irrationalité sous-tendue par la dérision et l'humour acerbe, d'autres enfin essaient de la maîtriser dans le présent en s'attachant à respecter certains rites, précis et obsessionnels, avec lesquels ils ne peuvent transiger. Ce désir de maîtrise, par l'entremise de procédés désarmants de sincère conviction, ne sera pas toujours compris ni admis dans l'entourage, qui devra pourtant le laisser s'exprimer tant que le malade sera en mesure de s'y raccrocher, tant que cette exigence se révélera opérante et efficace avant l'inévitable altérabilité du corps et morcellement de l'être.

### Rationalisation

En cherchant, par la *rationalisation*, à comprendre l'origine de sa maladie, le patient croit trouver une justification pour mieux l'appréhender, comme si cette connaissance lui permettait de la contrôler et de l'aider à ne pas laisser s'enfuir ce corps sans comprendre pourquoi, pourquoi cette maladie, pourquoi lui, pourquoi cette mort programmée si tôt.

> « J'ai été terrorisé en apprenant que j'étais atteint d'une leucémie ; je ne comprenais pas les raisons de cette maladie que je ne pouvais accepter, fouillant désespérément dans ma mémoire à la recherche d'explications et d'arguments. Comment vivre avec elle si elle m'était à ce point indéchiffrable ?... Maintenant que je sais que ma profession, en me contraignant à manipuler du benzène pendant de nombreuses années, n'est pas étrangère à la déclaration de ma leucémie, je vis avec. La maladie s'est installée en moi et, malgré mes souffrances, savoir qu'une intervention extérieure, réelle et palpable, a pu la déclencher, a paradoxalement apaisé ma colère et atténué mon angoisse initiale, disséminée et confuse. »

Le concept abstrait de « leucémie », vécu dans une terreur obscure et impénétrable, s'est trouvé ici démythifié grâce à l'identification d'une origine reconnue, permettant au patient de le verbaliser et de mobiliser ses défenses sous forme d'une soumission de la maladie au malade, maîtrise partielle mais primordiale avant d'affronter la douloureuse réalité, présente et à venir.

Rassérénée par sa récente découverte, une patiente – atteinte d'une leucémie aiguë – s'adressa un jour à son médecin sur le ton de la confidence avec un tel sérieux et une telle sincérité que le médecin, d'abord sidéré et abasourdi par l'apparente incongruité du propos, fut incapable d'authentifier le registre de ses dires :

> « Vous savez, Docteur, je pressentais depuis longtemps que cette maladie allait me tomber dessus un jour ou l'autre. Depuis que mon mari a demandé le divorce, tout ça m'a complètement tourné dans le sang ! Et pour finir, c'est mon fils maintenant qui m'inquiète : je me fais un mauvais sang d'encre ! Tout cela n'est vraiment pas étonnant, n'est-ce-pas Docteur ? »

Rationaliser l'irrationnel au moyen d'expressions populaires et par le truchement d'une certaine forme d'humour acerbe et sarcastique peut constituer pour certains malades – et pour peu que le contexte s'y prête – un autre moyen d'expliquer l'inconcevable, de demeurer dans la maîtrise en alléguant des raisons, parfois singulières et insolites. Interprétation-prétexte, sous forme de *dérision*, d'un mal-être qui s'exprime par le seul rapprochement possible avec un mobile d'abord suggéré par une ironique analogie, puis tenu pour plausible et enfin pour vraisemblable, dès lors qu'il permet encore au malade de justifier cette malédiction inintelligible et insondable... jusqu'au moment où aucune explication ne suffit plus à endiguer la peur et l'angoisse de mort.

Lorsque la maladie s'est accaparée d'un être, s'introduisant dans son corps en s'imposant, se dilatant et exigeant elle-même d'être entendue et reconnue, il n'est alors plus possible de la mettre en doute ni de s'inscrire en faux contre l'évidence. Ne pouvant plus la nier, certains malades vont tenter, à chaque instant et à tout propos, d'assujettir la maladie, de l'asservir à leur volonté pour mieux la dresser et la maîtriser encore ; dès lors que la maladie est installée en eux et identifiée, autant aider ce corps à se défendre toujours davantage en exacerbant la lutte sous forme d'une résitance active et d'une scrupuleuse insoumission.

Rester dans la *maîtrise* de la maladie, c'est refuser de se laisser porter par son corps et par l'entourage, c'est penser que l'autre peut être faillible, c'est ne lui faire que partiellement confiance ; c'est se montrer d'autant plus vigilant que, ce corps, nul n'en prendra soin mieux que soi-même ; combattre la souffrance, c'est être maître de son corps ou, plutôt, régenter les actes suceptibles d'aider ce corps à se défendre mieux ; c'est avoir encore prise sur lui avant qu'il n'échappe à sa propre vigilance ; maîtriser sa maladie, c'est ne rien ignorer de son processus, s'évertuer à en appréhender les moindres détails et à reconnaître, de façon circonstanciée, minutieuse et analytique, l'évolution et les risques, les rechutes et rémissions ; c'est chercher à savoir quand et pourquoi une altération risque de survenir ; c'est – somme toute – être perpétuellement aux aguets, ne rien laisser dans l'ombre et ne rien abandonner au hasard ; c'est avoir le sentiment de pouvoir influer encore sur le cours de l'inéluctable par une attention toujours plus accrue face à une possible défaillance extérieure. Se convaincre de pouvoir œuvrer dans le sens d'une potentielle guérison constitue, pour certains malades, une virtualité qu'ils ne sont pas prêts à négliger.

## *Rites obsessionnels*

Pour certains, cette vigilance psychique extrême s'exprime sous forme d'idées fixes, d'une hantise permanente et quotidienne d'entourer leur corps d'une sollicitude constante, d'une surveillance sans relâche qui les obsède sans répit. Par la pratique de *rites obsessionnels*, cette peur du faux-pas fatal, incoercible et inébranlable, les incite à contrôler leur maladie, leur corps et leur angoisse, en refusant de jouer le rôle du comparse, s'attachant à chaque pas à demeurer acteur à part entière de leur propre devenir.

Convaincus d'en savoir toujours plus sur les symptômes que tout interne fraîchement arrivé dans le service, ces patients sont toujours plus avides d'informations médicales et anatomiques, souhaitant parfois faire eux-mêmes des graphiques, des schémas et des courbes, réclamant toujours plus de détails concrets susceptibles de leur permettre de se raccrocher à une réalité palpable : suivre au plus près la progression de leur maladie et en épouser les moindres contours ; respecter scrupuleusement toutes les prescriptions ; vérifier chaque médicament administré ; contrôler – au centigrade près – la lecture du thermomètre ; tenir en suspicion chacun des actes de l'infirmière, regardée parfois avec défiance ; refuser délibérément de s'en remettre à l'autre et veiller soi-même sur son corps et sur sa maladie en s'assurant de chacun des actes y afférant : autant de formes d'une tangible maîtrise sans cesse réitérée, détermination obstinée ayant pour corollaire un avide et désespéré gage de guérison.

Certains patients – en particulier ceux en aplasie et donc dépourvus de défenses immunitaires – renforcent ainsi ces rites obsessionnels en exacerbant les mesures d'hygiène préconisées par les soignants. Franchir le seuil d'une porte où la pancarte « masque obligatoire » est affichée et ne pas en respecter le port ; ne pas se laver les mains avec une application suffisamment ostensible avant tout examen clinique ; s'approcher d'un malade et être pris, à l'improviste, de quintes de toux incoercibles : ces manquements constituent pour ces patients de telles violations que leurs réactions à cette intrusion d'un geste vécu comme un acte délibéré et volontaire (et donc impossible à annuler) sont souvent d'une violence extrême, dans la fureur explicite ou l'agressivité réprimée. Ces malades travaillent à s'entourer de protections si draconiennes qu'ils parviennent même à s'isoler du monde extérieur pour mieux se sur-protéger. Privilégiant les mesures d'asepsie au point de s'imposer parfois de réelles carences affectives – refusant même le contact de certains proches jugés « dangereux » –, ils acceptent pourtant cette situation sans état d'âme apparent, dès lors que ces contraintes apparaissent comme le garant de leur volonté de guérir. Car cette faculté d'avoir encore prise sur leur corps par une démarche autonome, personnelle et opiniâtre, leur permet de mieux supporter un isolement engendré par les effets secondaires du traitement. Fragilisés dans leur corps, ils se devront de compenser cette déficience immunitaire par une vigilance psychique accrue, sous-tendue par une ténacité acharnée et résolue.

Cette attitude obstinée et volontaire, vécue par le patient comme une démarche essentielle et salutaire pour accompagner son corps et en demeurer le dépositaire, conduit à d'inévitables excès dont le débordement risque souvent d'être perçu comme tyrannique par les soignants, légitimement peu enclins à se soumettre à ces suspicieuses exigences dans leur difficile pratique d'actes et de soins quotidiens. Néanmoins, et malgré son apparent dynamisme, ce mécanisme de défense (plus que tout autre opération défensive ayant trait à la dénégation) doit pourtant être reconnu et vécu avec une certaine indulgence. La non-reconnaissance de cette volonté du malade, si rassurante mais si précaire, de demeurer encore dans une maîtrise psychique pour repousser la souffrance et sauvegarder un semblant d'emprise sur son corps, risque en effet de provoquer une irrémédiable fracture, engendrant alors une soudaine détresse. Cette forme de dénégation, par le truchement d'une maîtrise psychique obsessionnelle, permet encore une mainmise du malade sur son corps. Elle favorise le maintien – par le biais d'une certaine exigence et défiance vis-à-vis de lui-même et de l'entourage – de cette ultime volonté d'influer encore sur un processus qui ne saurait tarder à lui échapper.

## *La régression*

Lorsqu'aucune des formes de dénégation ne correspond à une approche personnelle, individuelle et intime du malade envers sa propre angoisse, lui permettant ainsi de bannir de son corps ou de son affect certains aspects d'une inquiétante réalité, d'autres opérations défensives demeurent possibles. Sans exclure les mécanismes précédemment évoqués, elles s'en distinguent radicalement par une appréhension différente de la souffrance en fonction de l'évolution de la maladie et des capacités d'adaptation propres à chaque individu. Afin de combattre leur angoisse et leur insuffisance à trouver en eux les ressources nécessaires pour engager une quelconque offensive contre leur maladie, certains patients, à l'antipode du déni, cherchent à se protéger en opérant une paradoxale immersion dans la maladie, en se fondant en elle, en s'oubliant pour la laisser vivre et s'exprimer, ne faisant plus qu'un avec cette souffrance.

Dans ce pathétique corps-à-corps, ils n'existent qu'à travers la maladie et préfèrent s'y nicher dans un repli total de leur être, engendrant alors un amoindrissement de leur maturation affective et psychique.

Car au-delà de la douleur, de la souffrance et de l'angoisse, certains ne pourront jamais supporter les conséquences directes de l'isolement psychique, affectif et social qu'implique une hospitalisation prolongée, engendrant d'inévitables ruptures avec la vie antérieure : rupture avec leur propre image forgée au fil des années et qui, soudain captive de cet univers clos, s'estompe et s'amenuise déjà, abolissant d'un coup leur statut de sujet agissant et autonome ; rupture avec une activité professionnelle et un certain investissement dans un schéma social fortement structuré ; altération de leur statut de parent et de conjoint, restreignant alors leur rôle – autrefois actif et responsable – au sein de la cellule familiale. Ces fractures, soudaines et souvent irrémédiables, vont les précipiter dans le vide et l'inanité, les laissant désemparés et condamnés à attendre, repliés sur eux-mêmes, un futur sombre et aléatoire. Supplantés dans les différents rôles qu'ils ne peuvent plus assumer, profondément meurtris dans leur corps et leur affectivité, déchirés par cette invivable inutilité, ils vont s'en servir en la justifiant. À défaut de pouvoir déployer leur énergie physique et psychique dans le cadre de leurs activités antérieures, incapables de s'investir dans une lutte active contre la maladie, ces patients se laissent porter et prendre en charge, eux, leur corps, leur maladie et leur souffrance, abandonnant – par ce *mouvement régressif* – toute velléité d'initiative, d'autonomie et de volonté.

Cette forme de régression affective conduit souvent à adopter un comportement infantile et puéril ; elle engendre alors une complète dépendance et une extrême passivité. Cette absence d'autonomie psychique (exacerbée par la toute-puissance médicale des soignants), conjuguée à la perte d'autonomie physique (allant parfois jusqu'au non-contrôle des sphincters), renforce ce mouvement régressif.

Loin d'être vécu comme une conduite négative et déstabilisante, ce mécanisme revêt en revanche une fonction consolatrice contre la peur, l'anxiété et les frustrations, si le patient pressent que l'autre se montre disposé à l'accompagner, à le suivre dans sa retraite et à s'aventurer à ses côtés dans ce mouvement de régression. Ne plus s'assumer revient à se mettre à l'abri de la souffrance, à ne plus « prendre sur soi », ne plus endosser la moindre responsabilité susceptible de faire resurgir la détresse et l'angoisse ; à se couler dans le statut de l'enfant, prêt à tout pour être entendu et aimé par l'autre auquel il s'en remet entièrement, lui confiant son être morcelé pour s'abandonner sans réticence dans la soumission et l'obéissance. Accompagner, c'est autoriser l'autre à se réfugier dans une relation parentale commode et irresponsable au sein de laquelle, tout-puissant et investi d'une naturelle autorité, le soignant pourra affronter ce que le malade refuse lui-même d'envisager. Dans cette relation parentale, le médecin se retrouve tout naturellement investi du rôle du père omnipotent, l'infirmière assumant alors le statut de la bonne mère compréhensive, à l'écoute des plaintes et complaintes du patient. Une telle relation s'avère le seul recours possible pour tenter de répondre à l'agression de la maladie et à l'invasion de la souffrance. Ne pas entendre cette douloureuse requête, c'est renforcer le repli et les symptômes ; c'est risquer d'engendrer un état de dépression réactionnelle dont le malade risque de ne jamais pouvoir émerger.

Ce mécanisme tend cependant, dans certains cas, à une puissance et une intensité telles qu'il risque d'entraîner le malade au-delà de frontières admises et reconnues, le projetant très loin dans ce repli sur soi et dans l'amoindrissement de sa maturité affective.

> Ainsi, un patient, enfermé dans ce mouvement régressif depuis l'origine de sa maladie et contraint, à un moment donné, à une alimentation rigoureusement stérile du fait d'une aplasie médullaire, en « profita » pour exacerber ce mécanisme, l'aplasie lui permettant alors de le porter à son paroxysme tout en le justifiant. Il en vint ainsi tout naturellement à exiger d'être exclusivement nourri de biberons et de petits pots, mode d'alimentation particulièrement déroutant pour les proches mais auquel il s'adonna pourtant pendant des semaines.

De telles attitudes – certes rarement aussi marquées – plongent l'entourage familial et médical dans une telle consternation qu'elles se révèlent difficilement tolérables. S'il est vrai que les soignants se montrent souvent disposés à jouer ce jeu de la dépendance et de la sujétion, s'investissant alors amplement dans cette forme de protection si implicitement implorée, ils acceptent néanmoins avec une extrême réticence les outrances de ce mouvement régressif. Désorientés et déconcertés, ils réagissent parfois par l'exaspération ou le rejet, voire même par l'exclusion. Ces réponses, vécues dans l'abandon, risquent pourtant de renforcer la relation parentale par le biais de « reproches » ou de « disputes » à l'égard du malade, le plongeant – effondré et désemparé – dans un état de dépression et de découragement plus ou moins intense et durable.

Néanmoins, ce « mouvement » régressif et réactionnel (lié à la maladie) – qu'il convient de dissocier de « l'état » régressif plus ample et plus profond – ne se fige pas nécessairement dans l'immuable et peut souvent n'exister que dans les phases d'angoisse aiguë et de découragement massif ; ce mécanisme, parfois robuste et inflexible, ne revêt souvent qu'une fonction adaptative et temporaire avant que le malade ne parvienne à faire face à l'insoutenable réalité : ce mouvement régressif tend alors à s'amenuiser ou à se dissoudre complètement, dès lors que le patient est de nouveau apte à recouvrer une certaine autonomie, à la faveur d'un mieux-être temporaire, d'une accalmie porteuse d'espérance ou d'une rémission durable. En revanche, si le malade n'entrevoit aucune embellie susceptible de lui permettre de réinvestir une parcelle de son être, ce mécanisme tend à se pérenniser jusqu'à la fin, dans cet assujettissement toujours plus douloureux à l'entourage, à la souffrance et à la mort.

## *La projection agressive*

Madame B. est furieuse : le médecin n'est pas encore passé alors qu'il SAIT qu'elle l'attend pour lui parler... « Il n'est jamais ponctuel, les infirmières non plus, d'ailleurs : ils doivent passer une bonne partie de la journée à papoter dans les couloirs pendant que je m'égosille ! Et ce plateau qu'ils ne sont toujours pas venus chercher ! Quelle organisation ! Si dans dix minutes, il n'est toujours pas là, je recommence à sonner... De toute façon, personne ne m'écoute : aujourd'hui, j'avais demandé du poisson au lieu de la viande : c'est comme si j'avais parlé aux murs... Et ma fille qui m'appelle toujours au moment des soins : on dirait vraiment qu'elle le fait exprès ! Quand je pense que je pourrais être tranquillement chez moi à regarder MA télévision si seulement mon médecin traitant ne m'avait pas laissé traîner aussi longtemps : "Ne vous inquiétez pas, ce n'est qu'un passage à vide"... Il n'a rien vu, il ne m'a jamais prise au sérieux ; s'il ne m'avait pas expédiée dans la nature, je n'en serais pas là, aujourd'hui ! Je serais guérie et je ne serais pas obligée de rester entre ces quatre murs, immobilisée dans un lit : tiens, je leur ai dit que j'avais mal au dos à cause du matelas trop dur : personne ne s'en est occupé, bien sûr !... Dans trois minutes, je sonne encore : l'infirmière s'est énervée hier : il paraît que je passe mon temps à les appeler : comme si c'était pour mon plaisir !... Et cette douleur au ventre qui recommence : ils sont incapables de me calmer ; j'ai beau les appeler, leur dire que j'ai mal, il paraît qu'il faut attendre que ça agisse... Il fait trop chaud ici : cent fois je leur ai demandé de laisser la porte ouverte : ils y pensent une fois sur dix ! Il faut que je rouspète davantage ; on dirait que ma sonnette ne marche plus... Ils l'ont peut être débranchée ! C'est pour ça que personne ne vient : je vais mourir là, toute seule,

abandonnée comme un chien et personne pour s'occuper de moi. Mais qu'est-ce-que je leur ai fait ? Il faut que je parle au médecin : il paraît qu'il a beaucoup d'autres malades à voir : et moi, j'existe aussi, non ?... Elle ne sait pas bien faire les piqûres : elle m'a fait un mal, ce matin ! Elle n'est vraiment pas très douce, il faudra que j'en parle au médecin : de toute façon, il prendra sa défense, comme d'habitude ! Si au moins je pouvais me lever : ils sont tous là, à gambader sans se préoccuper de moi : ils n'ont pas mal, eux ! Mon fils me reproche de trop me plaindre, il n'a qu'à venir voir... Je ne l'aime pas beaucoup, ce médecin, et puis d'abord, il est trop jeune. Il n'a sûrement pas assez d'expérience ; il me regarde toujours d'un drôle d'air, comme s'il n'était pas sûr du traitement : je me demande s'il est vraiment capable ! L'autre jour, je l'ai fait exprès : je l'ai bombardé de questions sur ma maladie : il a eu l'air d'hésiter comme s'il ne savait pas quoi répondre. Je n'ai pas très confiance en lui... Mais où a-t-elle encore mis le bassin ? Il n'est jamais à sa place ...
Ah, vous voilà enfin Docteur ! »

À l'inverse du mouvement régressif, certains patients – comme Madame B. – peuvent réagir en se défendant sur un mode agressif et revendicateur : anéantis par leur sentiment d'inutilité, accablés par leur incapacité à reprendre leur vie active et leur statut antérieur, écrasés par l'insolente image de bien-portants que réfléchit en permanence un environnement devenu hostile, ils se protègent en déversant sur l'entourage leur ressentiment et leur amertume, le rendant constamment responsable de tous leurs maux. En plaçant l'autre dans la position de devoir se justifier d'actes répréhensibles volontairement dirigés contre eux, ces malades en font le point de mire de toutes les difficultés liées à la maladie et à la douleur physique, à l'isolement affectif et à la difficile adaptation à ce milieu menaçant et porteur d'angoisse de mort. Si, dans la *projection agressive*, la douloureuse réalité a effectivement pu être intégrée, le patient fait front par une agressivité parfois violente et une exigence toujours accrue. Récriminations et remontrances, plaintes et griefs, reproches et accusations constituent l'unique système de défense contre un environnement qui n'en fera jamais assez et qui paraîtra rarement à la hauteur, tant au plan matériel, médical, que psychique. Cette forme de coercition induit souvent à jouer à « l'enfant gâté », exigeant, inconséquent et capricieux, exerçant toutes sortes de pressions tyranniques au point de semer parfois la terreur, tant auprès de l'environnement familial qu'auprès de l'équipe soignante. Cible privilégiée du « despotisme », le médecin devient alors le principal responsable de l'évolution de la maladie et de la dégradation physique : en attribuant à l'incompétence désormais patente du médecin le caractère improbable de leur guérison, ces patients peuvent de ce fait nier les limites réelles mais inacceptables du savoir médical.

Cette animosité du malade envers son médecin, lourde de sous-entendus et de reproches de ne pouvoir le soustraire à la mort, constitue une ultime forme de révolte pour tenter d'abattre la maladie. Elle touche le praticien au cœur même de sa raison d'être et d'espérer, faite de ce désir, insensé et sans cesse renouvelé, de soigner et de guérir encore. Cette situation d'échec, mise à nu par l'agressive rancœur du malade, le laisse si meurtri qu'il doit à son tour, pour fuir cette blessure, recourir à une réaction agressive. Celle-ci permettra de parer à l'angoisse induite par cet explicite aveu d'échec.

Ces agressivités réactionnelles et symétriques engendrent un inévitable rapport de force vécu dans la non-communication et où chacun, campant sur ses positions dans un violent non-dit, ne peut qu'entraver l'élaboration d'une relation de partage et d'échange. Au détriment parfois de ses proches, le patient « tire ainsi profit » de sa maladie, bénéfice secondaire qu'autorisent certains mécanismes de défense qui paraîtront cependant plus difficiles à assumer par l'entourage et dont pâtira particulièrement l'équipe soignante, alors en première ligne. Par la régression – en se repliant sur soi et en désinvestissant le monde extérieur –, ou par la projection agressive – en attaquant son entourage sur un mode paranoïaque – le malade tentera, dans un effort ultime, de braver encore la maladie et de défier une mort proche, toujours plus hostile et menaçante.

## *La combativité / la sublimation*

Certains malades peuvent cependant mettre en œuvre d'autres opérations défensives plus positives et génératrices d'une moindre souffrance pour l'entourage. Désireux parfois de compenser ce sentiment d'inutilité induit par leur statut de malade, ils sont éminemment conscients de l'atteinte corporelle qui risque d'attenter à leur vie et de les entraîner – par la perte de toute maîtrise – vers l'inéluctable issue. Ils tentent alors de rééquilibrer cette déficience physique par une investigation exhaustive des potentielles forces et richesses de leur personnalité. Ils puisent dans leurs ressources psychiques un soutien et un élan susceptibles de prêter main-forte à cette lutte en solitaire que semble mener leur corps ; ils parviennent à se convaincre qu'un usage intense, soutenu et rationnel de leurs ressources psychiques contribuera à une amélioration sensible de leur état physique. Ils exercent ainsi une action positive et déterminante sur l'évolution de la maladie. Il leur paraît alors possible de réussir à influer encore sur le cours des apparentes certitudes, envisageant même la guérison par le seul vouloir de tout leur être ; ainsi expriment-ils parfois cette irrésistible volonté par une démarche autonome, en sollicitant par exemple un substantiel soutien psychologique dont ils s'attachent à vivre chacun des échanges avec une avidité et une intensité extrêmes. Ce cheminement volontaire et personnel leur donnent la sensation de mieux intégrer leur maladie dans un continuum de vie, d'être en mesure – au plan tant physique que psychique – d'appréhender leur mal, de le cerner jusqu'à l'assiéger et à parvenir à triompher dans ce combat dans lequel ils jettent tout ce qui reste en eux de vitalité, de force et de vigueur. Cette *combativité* engendre une énergie surprenante et souvent prodigieuse, étouffant le découragement et la lassitude, éloignant la torpeur et la prostration pour ne laisser place qu'à la confiance et à l'espoir, à l'initiative et à l'action, sous forme d'un dynamisme insolite qui ne peut que rassurer et réjouir l'entourage.

Cette combativité destinée à neutraliser encore l'angoisse et le désarroi du malade peut parfois, dans un refus de soumission, prendre appui sur l'épreuve qu'il endure pour la dépasser et se dépasser lui-même. Restituer un sens à sa maladie en allant vers l'autre, en rendant constructif et créatif son rapport à l'adversité constitue pour le malade une façon de dévier sa cruelle infortune sur un objectif positif, en la transposant en un but « noble », élevé et généreux, dans une exaltation grandissante et passionnée qui redonne vie à son existence. Certains peuvent ainsi se consacrer à d'autres malades, apparemment plus isolés et démunis, en leur apportant, par un authentique élan de générosité, un soutien moral, une forme de réconfort et d'assistance pour tenter de leur insuffler un peu de leur énergie et de leur force. D'autres souhaitent créer une association d'entraide, faisant appel, avec un sens extrême de l'organisation, à tous ceux qui veulent collaborer au sein d'une structure accueillante et consciencieuse, agencée avec méthode et pragmatisme ; d'autres enfin vont jusqu'à rédiger un livre sur leur propre histoire, en se fondant sur leur douloureux vécu pour prodiguer conseils et suggestions susceptibles d'inciter l'autre à appréhender une si difficile cohabitation avec la douleur et la souffrance. Ce désir de réparation, parfois engendré par un sentiment de culpabilité qui peut susciter le besoin de se racheter en ayant recours à la *sublimation,* trouve ainsi une « issue heureuse » dans cette forme d'altruisme, née de cette détermination à faire bénéficier l'autre de sa propre expérience.

Car la sublimation, apte à prévenir un enlisement dans l'angoisse et l'impuissance, constitue peut-être le mécanisme le plus « réussi » et le moins invalidant pour les malades auxquels cette forme de défense s'avère accessible. En effet, si elle paraît tant accommodante à certains, c'est que le bénéfice qu'elle procure n'est jamais dans la finalité de l'objet créé ou du sujet aidé : ne visant pas au résultat mais à l'instant présent, elle ne vibre pas à l'avenir d'un projet mais par l'exercice de l'activité elle-même, par l'intensité avec laquelle sera vécu ce temps consacré à l'élaboration du but à atteindre.

La sublimation permet un rapport à l'adversité fondé non plus sur l'impossible déni, l'angoissante régression ou la neutralité attentiste, mais sur une utilisation positive des propres forces et capacités du malade, de ses dispositions et aptitudes à s'ouvrir à l'autre. Elle contribue ainsi à l'aider à sortir de soi et à trouver un point d'appui entre force et fragilité ; ce mécanisme ne se révèle pas opérant par « l'oubli » de la souffrance, mais par la pleine conscience de l'épreuve, envisagée comme point d'ancrage de l'édification d'un projet ouvert, à vivre dans l'instant et non plus projeté dans un futur aléatoire et menaçant. En effet, plus intense sera le vécu de ce présent sublimé, plus flou semblera l'angoissant devenir, voilé par la seule force de l'activité mise en œuvre, ainsi isolée entre un passé révolu et un futur périlleux et destructeur.

Ce désir de se prolonger à travers l'autre, de consolider sa propre fragilité par le don de soi, redonne paradoxalement un sens à la maladie et permet au malade, en investissant pleinement le présent, d'envisager son devenir dans une angoisse plus irréelle, plus diffuse et moins palpable. Tout se passe comme si l'intensité même du présent pouvait atténuer la souffrance à venir ; sans s'en trouver pour autant annulée, celle-ci aura tendance à s'estomper, à refuser de prendre corps dans ce corps qui n'aspire qu'à s'exprimer encore, le temps que dureront ses forces physiques et psychiques. Dans cet ultime désir d'aider, d'édifier et de créer pour faire encore comme si, le malade s'obstine à vouloir demeurer pour l'autre cet être aimant et aimé, attendu et espéré, encore essentiel et précieux et sur lequel, comme autrefois, il est encore possible de compter : un être en souffrance, en quête d'un amour si infini et précaire, pour tenter d'éloigner, encore et toujours, l'angoisse et la mort.

Hospitalisé pour une leucémie aiguë, Monsieur P. n'était pas un malade facile et conciliant. D'un abord sévère, il induisait cependant cette sorte de respect qui provoque souvent un malaise chez ceux qui se trouvent au contact de ces êtres à l'intelligence vive, aiguë et pénétrante, mais dont émane une arrogance condescendante et dédaigneuse.

Les soignants avaient appris à se dérober à ce contact vécu dans le mépris, et fuyaient cet homme d'une cinquantaine d'années – professeur de mathématiques à l'École polytechnique et polytechnicien lui-même. Peu enclin à obtempérer aux injonctions du corps médical, il parlait peu de sa maladie, qui semblait n'appartenir qu'à lui et qu'il voulait gérer seul, au moyen de ses propres facultés intellectuelles et psychiques.

Bien qu'il parût parfois abattu et déprimé, il montrait ostensiblement qu'il n'avait besoin d'aucune aide – et moins encore d'un soutien psychologique. Il estimait que personne ne pouvait rien pour lui, hormis les soins quotidiens silencieusement prodigués par les soignants qui se gardaient bien de provoquer ses remarques désobligeantes et parfois cinglantes.

À la fois dans le registre de la projection agressive vis-à-vis de son entourage et dans celui de la rationalisation envers sa propre maladie, cet être cartésien projeté dans un univers irrationnel et angoissant, convaincu d'y avoir été précipité par méprise, se montrait peu disposé à accorder sa confiance au corps médical qui lui semblait si indécis et faillible : ne s'était-il d'ailleurs pas trompé en lui annonçant une « inévitable » alopécie secondaire aux séances de chimiothérapie qui, pourtant, ne s'était toujours pas produite ? Digne et satisfait, il passait alors la main dans ses cheveux encore assez fournis, persuadé que si les médecins eux-mêmes avaient pu se fourvoyer, il avait encore toutes ses chances de s'en sortir par la seule volonté.

Quant aux soignants, décontenancés et exaspérés par l'isolement méprisant dans lequel Monsieur P. avait choisi de s'enfermer et peu disposés à s'attirer les foudres du malade ou à endurer, à l'improviste, son dédaigneux silence, ils avaient peu à peu renoncé à entrer en communication avec lui – toute tentative s'étant soldée jusque là par un échec humiliant et déstabilisant.

Un matin, la psychologue du service, qui conduisait une recherche sur le vécu des patients sous chimiothérapie, rendit visite à Monsieur P. malgré les mises en garde des autres soignants, convaincus de la réaction agressive de celui-ci.

— Bonjour, je suis Madame M., psychologue du service et je...

— Inutile de continuer : je n'ai rien à vous dire.

— ... Peut-être... mais l'avantage avec un psy, c'est que vous pouvez *aussi* lui dire que vous n'avez rien à dire...

Monsieur P. se mit alors à la toiser puis à la dévisager, quelque peu intrigué.

— Je n'aime pas les psychologues : ils ne servent à rien. J'ai déjà eu affaire à eux dans le passé, au sujet de mon fils : cette expérience me suffit amplement. Je n'ai rien à ajouter.

— ... Écoutez... Je me rends auprès des malades uniquement sur leur requête et je n'ai encore jamais forcé la porte de quiconque... Je suis sincèrement désolée que vous ayez interprété ma démarche comme une intrusion forcée... Le propos de ma visite était tout autre : en réalité, j'avais besoin de votre aide, mais si vous ne voulez pas...

— De quoi s'agit-il ?

— Il se trouve que je mène une recherche approfondie sur les conséquences psychologiques du traitement par chimiothérapie et je souhaitais savoir si vous accepteriez de répondre à quelques questions qui me seraient très utiles pour cette étude. Vous n'êtes évidemment pas obligé de vous y soumettre.

— Asseyez-vous. Je vous écoute.

La psychologue prit place sur un petit tabouret inconfortable en contrebas du lit, munie d'un calepin et d'un crayon, dans la position d'une élève studieuse.

La métamorphose de Monsieur P. fut soudaine. Se redressant dans un mouvement oratoire laborieux et touchant, soudain imposant et immense, il oublia l'hôpital et sa souffrance pour retrouver, pendant quelques instants, l'École, l'amphi et ses étudiants. D'un ton clair et magistral, avec une talentueuse maîtrise et une ardente vivacité, il dicta ses réponses avec rigueur et précision, oublieux du contexte et transporté par une jubilante exaltation, dans une tentative d'éterniser l'instant pour suspendre ce temps soudain repeuplé... À la fin de l'entretien, il signifia à « son élève », simplement et avec gentillesse, qu'il se tenait à sa disposition si son étude le nécessitait à nouveau. Mais son regard se mit alors à scruter le visage de la psychologue avec intensité, prolongeant cet échange soutenu dans lequel il tenta de pérenniser un peu cet homme qu'il avait été, brûlant d'une tacite gratitude et d'une infinie reconnaissance.

# 4

# *« Des simulacres... plus indispensables que le pain »*

> « Souvent, les hommes réclament ce qu'ils appellent la vérité : avec incohérence, mais avidement leurs yeux supplient qu'on leur mente. Beaucoup parmi eux vivent de simulacres et ces simulacres leur sont plus indispensables que le pain, l'eau, le vin, l'amour ou les lacets de leurs chaussures... »
>
> J. Prévert.

Si la maladie, porteuse d'une inhérente angoisse de mort, induit des « simulacres », essentiels et indispensables pour invalider la traumatisante réalité et neutraliser l'anxiété et le désarroi, les opérations défensives dont nous avons tenté de mesurer l'amplitude et la complexité ne se manifestent pas exclusivement en fonction de la propre souffrance du sujet, ni dans une sphère strictement autonome à l'égard de son interlocuteur. Elles se développent en effet dans une subtile interdépendance à l'autre, générant ainsi, par une oscillation permanente de réactions réciproques et parfois symétriques, des interactions souvent denses, complexes et parfois insaisissables.

Dans cette relation à trois où la maladie joue le rôle d'imprévisible catalyseur au sein du couple soignant-soigné, les processus défensifs édifiés par chacun des protagonistes s'avèrent différents en fonction de la propre personnalité du sujet, mais en fonction aussi du mode sur lequel chacun perçoit l'autre, adaptant et modulant ses propres défenses selon celles de son interlocuteur.

Ces relations transférentielles vont en effet s'articuler autour de la nature de la requête du malade et de l'écho qu'elle suscitera chez le soignant, de même que l'attitude du médecin, ses agissements et réactions peuvent à l'inverse modifier sensiblement le comportement du malade.

En effet, si le patient se situe en permanence dans le registre de la complainte, d'un appel constant à l'écoute, d'une demande appuyée et inassouvie de présence et de sollicitude pour déposer un peu de sa souffrance, il laissera le soignant complètement accablé et épuisé par cette insatiabilité et cette insatisfaction parfois dévorantes et sans limites. Incapable de supporter cette incessante requête d'un investissement psychique massif, lassé de se retrouver continuellement en situation d'échec, le soignant se protège alors en mettant en place ses propres processus défensifs, tels que la banalisation ou l'évitement, allant parfois même jusqu'au rejet. Néanmoins, cette complainte qui n'aspire qu'à être entendue et déposée, mais dont l'incessante réitération engendre parfois « un syndrome d'usure » chez le soignant, provoque chez ce dernier un sentiment réactionnel de culpabilité face à sa propre incapacité à supporter encore et toujours cette plainte. Il ne peut cependant ignorer qu'elle demeure la seule ressource psychique du malade pour échapper à la dépression. Cette succession de réactions, qui s'enchaînent dans un mouvement de balancier, paraît si inextricable que chacun tend à exacerber sa défense, s'enlisant alors dans une angoisse plus solitaire et plus diffuse encore.

Néanmoins, toutes les interactions des mécanismes édifiés par le soignant et le soigné ne s'opèrent pas nécessairement dans le malaise, le tourment ou la souffrance : en effet, certaines défenses conjuguées, loin d'être vécues dans le contraste et l'antagonisme, se révèlent parfois si complémentaires que les sujets peuvent s'en satisfaire et en tirer des bénéfices. Ainsi, en fonction du contexte, de la phase de la maladie, de l'état d'esprit du malade et de son humeur du moment, les défenses du soignant correspondent parfois à l'attente du patient : se couler dans le registre qui lui est suggéré ; les mécanismes s'épousent alors dans l'équilibre et l'harmonie.

Face à la banalisation et à la non-reconnaissance de sa souffrance psychique, le malade peut se réfugier dans l'isolation et s'abstraire de toute forme d'affectivité ; confronté à la rationalisation et à la toute-puissance, il se blottira dans un accommodant mouvement régressif de type parental. Devant la fausse réassurance qui tend à différer la vérité, le patient se trouvera parfois apaisé, soulagé de revenir, pendant un temps, à la dénégation ; face à la fuite en avant du soignant qui assène sans ménagement un diagnostic, le patient qui n'aspirait qu'à la vérité reprendra pour un temps la maîtrise de sa maladie. Devant l'identification projective du soignant qui opte pour une prise en charge active et globale de la souffrance, tout en lui prêtant ses propres désirs de combativité, le malade se sentira stimulé, encouragé et soutenu dans sa lutte.

Il apparaît ainsi qu'il n'est pas de « bon » ou de « mauvais » mécanisme de défense mais seulement des personnalités différentes, des souffrances distinctes et contrastées, des moments privilégiés d'apaisement et des phases plus douloureuses ; car chacune des situations porte en elle le germe d'une virtuelle compréhension, d'un terrain d'entente indispensable pour que le soignant, mû par son désir de soulager et de réconforter – et quel que soit son registre et celui du patient –, accepte d'assouplir ses défenses pour affronter l'angoisse du malade, la reconnaître, l'entendre et tenter de la recevoir afin d'instaurer alors une relation authentique.

Mais entendre la souffrance et tenter d'y répondre requiert une appréciation subtile de la capacité d'intégration et des ressources psychiques du patient. Le soignant est ainsi contraint à prendre en considération sa subjectivité et ses limites, ses projections et ses désirs, à reconnaître enfin ses propres défenses pour les admettre en tant que réponses authentiques et légitimes à ses propres blessures. Le soignant doit savoir identifier les modes de défense pour tenter de s'ajuster aux capacités potentielles d'intégration du malade ; il lui faut capter l'authenticité du message et l'interpréter, tout en maintenant sa valeur défensive et en respectant le désir du malade de contenir ainsi son angoisse. Il permet alors au patient, avec l'aide du temps, de construire ses propres défenses et de s'adapter, autant que possible, aux menaces sur sa vie et à l'approche de la mort.

Dans cette quête d'une relation de partage et d'authenticité, la vérité intégrée ne procède pas toujours de la vérité énoncée, mais se situe au-delà du dire et du non-dire ; elle ne s'appuie pas sur des règles uniformes et pré-établies mais essentiellement sur un rapport de confiance, ouvert, souple et rassurant.

L'essentiel réside toujours dans cette continuelle interrogation sur l'origine des difficultés qui surgissent et dont les fondements ne s'avèrent pas toujours explicites ; en effet, dans une interaction vécue douloureusement de part et d'autre, comment s'assurer que le malaise émane de l'incapacité du malade à parler de sa souffrance, de l'indicible ou, tout au contraire, de l'incapacité du soignant à entendre ?

Si l'on ne saurait envisager une standardisation arbitraire et factice d'un discours auquel devraient se plier tous les soignants, c'est précisément que l'amoindrissement lié à la souffrance implique une reconnaissance de la fluctuation psychologique des partenaires en fonction de leur cheminement intérieur. Ce dernier devra se faire à deux, pas à pas, par un apprivoisement mutuel, une écoute attentive pour évaluer l'aptitude à intégrer le dit et tenter d'entendre ce que le malade cherche désespérément, et souvent sans mots, à exprimer.

Ainsi, dans une même situation, et tenant compte des difficultés du médecin, confronté à ses propres mécanismes de défense et à ceux de son patient lors de l'annonce d'un diagnostic, nous allons considérer à titre d'exemple trois réactions spontanées de patients, différentes et singulières selon la personnalité de chacun. Dans les trois cas, il s'agit d'un homme d'une cinquantaine d'années, consultant pour hémoptysie. Le pneumologue l'hospitalise et pratique une biopsie bronchique. Bien que nourrissant de fortes présomptions quant au diagnostic, le médecin temporise et décide de ne pas faire part de ses inquiétudes avant le résultat de la biopsie. Celle-ci confirme le diagnostic de cancer du poumon et rend nécessaire une intervention chirurgicale.

*Le premier patient* ne réclame pas ses résultats. Pour tous les soignants, son anxiété est flagrante, mais il se retranche dans le mutisme et ne pose aucune question. Le pneumologue est dans une position très inconfortable et commence à échanger quelques mots avec le malade. Celui-ci persiste à ne pas s'enquérir des résultats de la biopsie. Le médecin tente de créer une atmosphère chaleureuse et prend la parole :

— Nous avons eu les résultats de votre biopsie ce matin.
(Silence.)
— Vous m'avez dit que depuis quelque temps, vous vous sentez fatigué, essoufflé... Les résultats expliquent bien aujourd'hui tous ces symptômes.
(Silence. Regard chargé d'angoisse ; le médecin est lui-même très mal à l'aise devant un tel mutisme, signe d'une angoisse massive, et reprend :)
— Vous ne pouvez rester ainsi, il faut que vous soyez traité.
(Silence.)
— Il est nécessaire d'intervenir assez rapidement.
— Intervenir ? (Le visage semble se détendre.)
— Oui, dans votre cas, une intervention chirurgicale est le meilleur traitement.
(Silence.)
— Nos chirurgiens sont compétents et nous avons l'habitude de collaborer : vous pourrez les rencontrer très prochainement.
(Suivent quelques échanges sur les modalités pratiques de l'intervention.)
— Si vous désirez que nous discutions ensemble de tout cela, n'hésitez surtout pas, je suis là...

*Le deuxième patient* attend la visite du médecin et se montre soucieux des résultats :

— Avez-vous mes résultats ? (Ton anxieux et interrogatif.)
— Oui, je les ai reçus ce matin.
(Silence. Regard soutenu et d'empathie.)
— Que disent-ils ? (Ton extrêmement anxieux.)
— Qu'il s'agit d'une maladie sérieuse qu'il faut traiter assez rapidement.
— Une maladie sérieuse ?
— Oui, la biopsie montre qu'il y a des anomalies sur votre poumon et dans cette situation, l'intervention chirurgicale est nécessaire.
— Des anomalies, mais qu'est-ce-que j'ai au poumon ?
— La biopsie a mis en évidence des cellules suspectes.
(Silence.)
— Pour vous, Docteur, « maladie sérieuse » ça veut dire cancer, c'est bien ça ?
— Il s'agit en effet d'un cancer mais nous avons bien localisé votre mal : c'est pourquoi il est nécessaire d'enlever une partie du poumon. L'important aujourd'hui est d'intervenir assez vite et de vous soigner. Et je vous promets que tout sera fait dans les meilleures conditions.
— Je vous fais confiance, je m'en remets à vous. C'est pour quand, l'opération ?
(Échanges, solides poignées de mains.)

*Le troisième patient* se montre nerveux, plutôt agressif et très anxieux, attendant impatiemment la visite du médecin qu'il réclame depuis le matin :

— Avez-vous reçu mes résultats ? (Ton provocateur.)
— Oui, je les ai reçus ce matin.
(Silence. Regard soutenu et d'empathie.)
— Et alors ? (Extrêmement agressif et violent.)
— Je comprends votre impatience mais il me fallait un temps pour vous dire qu'ils ne sont effectivement pas très bons : il va falloir intervenir rapidement.
— Qu'est-ce-que ça veut dire, intervenir rapidement ? (Ton plus chargé d'angoisse que d'agressivité.)
— Nous allons être obligés d'enlever une partie du poumon, dans votre cas, c'est la meilleure solution.
— C'est cancéreux ? (Ton anxieux mais ferme.)
(Regard soutenu du médecin :)
— Votre biopsie indique en effet qu'il y a des cellules malignes ; c'est pourquoi l'opération est nécessaire.
— Je vois… et après ?
— Après l'opération, vous voulez dire ?
— Oui.
— Il faudra sûrement consolider cette intervention par une chimiothérapie, mais il serait prématuré de…

— Écoutez, Docteur, j'ai besoin de savoir, je dois m'organiser pour mon travail et ma famille. Je dois savoir, JE VEUX SAVOIR : « ça » peut se guérir ? est-ce que je vais guérir ?
— Je vais être tout à fait honnête avec vous : je ne peux vous assurer une guérison à 100 % mais je ne vous proposerais pas cette intervention si ce n'était dans l'espoir de vous guérir. Vous rentrerez chez vous dès que vous serez remis de votre opération car le traitement de consolidation, si nécessaire, pourra s'effectuer en ambulatoire. Bien sûr, je ne vous cache pas qu'il s'agit d'une maladie grave mais je ne peux pas vous en dire plus pour l'instant.
— Docteur, je vous remercie de votre franchise, je pense que je peux vous faire confiance.
(Échanges de poignées de mains vigoureuses – sourire – la relation est établie.)

Dans le premier cas, le médecin – pour qui l'annonce d'une intervention chirurgicale constitue la préoccupation majeure – n'a jamais eu à mentionner la maladie, sur laquelle le patient semble ne vouloir mettre aucun nom. Ses symptômes l'inquiètent mais l'anxiété se concentre essentiellement sur la nature du traitement proposé. Ce patient se doute peut-être du diagnostic mais préfère le taire, se focalisant alors exclusivement sur l'intervention. À ce stade, le médecin ne peut qu'émettre des hypothèses sur l'intégration d'un diagnostic que le malade refuse encore de désigner. Au comble de l'anxiété, le malade ne parvient même plus à s'exprimer, et se cantonne dans une attente passive et mutique. Cette absence de questions ne peut certes faciliter la démarche du médecin, soucieux avant tout d'instaurer une relation de confiance. Par ses derniers mots rassurants, ouvert au dialogue, le médecin réussit à établir une relation de sujet à sujet, respectueux du mécanisme de défense actuel de son malade : ne pas mettre de mots sur les maux.

Dans le deuxième exemple, le patient veut encore croire à une maladie bénigne. Or, si le rôle du médecin est de toujours informer son malade sans lui mentir, il est néanmoins primordial qu'il respecte le rythme du patient, qu'il le suive sans devancer aucune question mais sans jamais se dérober. En parlant d'intervention, le médecin tente d'amortir le choc du diagnostic pour signifier que la maladie peut encore être traitée. Ainsi, le sens du mot « cancer », visiblement synonyme de mort pour le patient, s'en trouve atténué pour revêtir la forme d'une maladie, grave certes, mais potentiellement curable. La relation soignant-soigné s'est ici instaurée sur un mode parental : « Je m'en remets à vous. » Ce mécanisme de défense, de type régressif, permet au patient de se protéger, encore un temps, contre l'angoisse de mort qui l'envahit.

Dans le dernier cas, l'angoisse du malade engendre une forte agressivité à l'égard du médecin. Ce mode de défense aurait pu susciter chez le soignant un processus défensif symétrique, pouvant s'apparenter par exemple au mensonge, à la rationalisation ou à l'agressivité avec fuite en avant. Mais ces modes de défense auraient engendré un blocage de la relation médecin-malade qui, ainsi muselée, serait devenue caduque.

En évitant ces registres, le médecin a pu décoder le mécanisme de défense du patient qui souhaitait seulement rester dans la maîtrise de sa propre histoire. Il désire avant tout une relation de sujet à sujet et chacun des protagonistes entend bien être reconnu en tant que tel. « Je comprends votre impatience » : le médecin est capable d'entendre la difficulté de son malade en dévoilant, par là même, son propre malaise à devoir annoncer le diagnostic : « Il me fallait un temps. » Créant ainsi une relation de confiance, il tente de maintenir ce rapport d'honnêteté sans toutefois supprimer l'espoir.

Face à ces trois situations cliniques, force est de constater qu'il ne saurait exister une seule et unique attitude, uniforme et stéréotypée, en réponse à des demandes distinctes et contrastées. Savoir décoder les mécanismes de défense et les capacités d'intégration du patient, lui révéler de façon graduelle et à son propre rythme les données relatives à sa maladie afin qu'il puisse progressivement l'intégrer et l'assimiler, tout cela permet au médecin d'instaurer une relation d'empathie sans laquelle il se sentirait submergé par sa propre angoisse. En observant cette nécessaire période d'adaptation implicitement réclamée par le patient, le médecin respecte ainsi le temps du malade qui ne peut encore entendre certaines réponses ni intégrer une souffrance qu'il réfute. Il continuera alors pied à pied, pour se maintenir au plus près de la vérité sans jamais violenter celle du patient, car la demande se situe davantage dans l'attente d'une « relation dans la vérité » que dans l'attente d'une « vérité médicale », dès lors que celle-ci n'a pas encore été sollicitée.

Pour parvenir à une relation authentique, faite de cette reconnaissance réciproque et de ce respect mutuel inhérent à tout échange – mais d'ores et déjà transfiguré par ce tiers menaçant que constitue la maladie –, chacun doit admettre de cheminer avec ses forces et avec ses failles, accepter l'angoisse comme relais de cette relation singulière et souvent inégale. Seule une vérité pas à pas, tenant compte des mécanismes de défense du soignant et du soigné, se révélera apte à engendrer une relation équitable au plus proche de la réalité psychique, vécue dans cet indissoluble et douloureux contexte de mort.

*Deuxième partie*

# *Du refus à la résignation*

# 5
# *Le rôle des proches*

> « Être vivant c'est être vu, entrer dans la lumière d'un regard aimant. »
>
> Christian Bobin, *L'inespérée*.

Le « bien-portant » – cet être promis à l'immortalité du quotidien et aux virtuelles promesses du devenir – côtoie la maladie au travers de cet autre qu'il sait en souffrance mais dont il méconnaît tout du cataclysme qui le bouleverse. S'il parvient à désapprendre si aisément et à expulser la maladie de son imaginaire, c'est qu'une certitude inconsciente l'habite, enfouie au tréfonds d'une mémoire accommodante et collective : la vie – sa vie – faite d'espoirs et de rêves, de mouvements et de projets d'avenir, ne s'achèvera qu'à terme échu, lorsque la mort rejoindra l'ultime étape de la vieillesse.

Mais lorsque la maladie rattrape le « bien-portant » en pleine course et qu'elle se fait réalité, lorsque l'improbable prend corps dès l'annonce du diagnostic, un futur sans avenir se profile alors, projeté en une association d'images où la maladie s'avère indissociable de la mort. Déroulant les étapes accélérées d'un futur linéaire, liant inévitablement l'irruption de la maladie au concept de mort, ce-soudain-exclu-des-biens-portants énonce alors que sa « vie n'a plus de sens » et que « tout est perdu ».

Pourtant, dès la maladie avérée, reconnue et installée dans le corps, le malade s'attachera à tout oublier de ses associations antérieures pour ne se concentrer que sur elle, l'intruse à abattre : il empruntera alors – nous l'avons vu – des chemins souvent détournés, complexes et douloureux pour la réfuter, la contourner et tenter de la jeter à terre en un combat souvent pathétique mais toujours inique, entraînant dans cette lutte implacable, confuse et chaotique, l'entourage des soignants et des proches.

De même que le « bien-portant » s'attache à dénier la maladie, liée à la réalité de mort, le malade s'appliquera à son tour à réfuter la mort, liée à l'angoisse du néant. En effet, le chemin parcouru depuis l'annonce du diagnostic jusqu'à la conscience de la « non-guérison » n'engendre pas *de facto* la perception de la mort et encore moins son acceptation.

Car en dépit du symbole de mort qu'elle sous-tend, la maladie demeure paradoxalement, pour le sujet, synonyme de vie : la « vitalité » de son évolution et son infatigable travail de dévastation, les potentialités mises en œuvre pour la détruire, cette lutte encore vivace et équilibrée qu'à travers son corps se livrent ces deux forces, constituent toujours le gage d'une promesse de vie. Tant que les douleurs physiques appellent au juste répit réclamé par le corps ; tant que le désarroi ou la colère nécessitent la formation d'un mécanisme de dégagement pour tenter de s'armer contre la souffrance psychique, le malade pourra se soustraire, encore un temps, au vide à venir.

Cependant, les mécanismes psychiques destinés à oublier et à éloigner la maladie ne parviendront plus à projeter la mort dans un futur improbable et sans limites, dès lors que s'estompe cette période d'espoir où le « miracle » flottait encore au-dessus de l'informe angoisse de mort. Jour après jour s'émoussent les armes du combat ; la distance et l'espace entre un temps présent (vécu dans la souffrance) et un futur proche (à vivre dans le néant) s'amenuisent progressivement.

La capacité du malade à appréhender ce temps encore à vivre, la valeur qualitative accordée par l'entourage à ce temps créeront dès lors une relation singulière, dans une interaction à trois où le protagoniste n'est plus la Maladie – car désormais installée dans le corps, reconnue et intégrée, sinon « acceptée » – mais bien la Mort, qui demeure, elle, toujours inacceptable.

Mais le malade évolue encore dans la phase du diagnostic ; il ne sait rien de ce temps qui précède une fin tant redoutée. Il ignore que chaque palier sera encore un segment de vie, de résistance et de révolte ; que toutes les étapes formeront des histoires à la fois cloisonnées et intrinsèquement mêlées, les phases se suivant et se chevauchant parfois pour s'épouser et se repousser sans cesse. En effet, la nature de la maladie, sa durée, la personnalité du sujet et son vécu antérieur, le rôle des proches et l'impact de la souffrance constituent une somme de paramètres dont l'intrication, riche et déroutante, induira chaque malade à suivre un cheminement unique, personnel et intime. Chaque sujet demeurera un être d'exception car la mort « avant l'heure » représente toujours l'inconcevable, l'extra-ordinaire pour tous.

*Abandonné par la vie*, dessaisi de la peur de la maladie et de son cortège de mécanismes désormais inopérants, le malade se retrouve face à un champ miné et périlleux qu'il ne peut se résoudre à traverser. Effrayé par l'ombre de ce point fixe, il se retrouvera sans cesse contraint à modifier le mouvement de son processus psychique. Cette passerelle qui mène de la résistance à la maladie au combat contre la mort se dérobera bien souvent sous ses pas avant de s'édifier à nouveau pour s'écrouler encore : les deux phases ne se révéleront jamais autonomes et distinctes mais toujours enchevêtrées dans l'inextricable lacis d'incessants va-et-vient entre espoir et désespoir.

*Abandonné par la vie*, le malade va désormais se raccrocher aux vivants ; mais le rôle des soignants, investis jusqu'alors de l'omnipuissance qu'engendraient le savoir, la capacité potentielle à guérir et à agir par tout traitement susceptible d'enrayer la maladie, va peu à peu s'estomper et perdre du relief.

Le malade va alors réinvestir ses proches, qui n'ont d'autre pouvoir que d'être là, à ses côtés, aimants, aimés et vivants. En effet, « lorsque les fonctions vitales du corps se dégradent ou sont détruites, lorsque la mémoire se perd, que l'intelligence se brouille, lorsque l'image s'altère et que "je" ne me reconnait plus moi-même, le regard s'accroche désespérément au regard de l'autre, redevenu miroir, seul miroir possible[1] ».

Dans cette phase ultime, la relation avec les proches – de l'absence au partage – va s'avérer déterminante : pour le malade entouré et sur-protégé ou pour celui qui s'emmure dans la solitude affective ; pour le malade qui exige une présence et un soutien inconditionnels ou pour celui qui tente de soutenir encore ses proches afin de conserver la maîtrise de sa vie et de redonner sens au partage ; pour le malade qui se sent désespérément seul ou pour celui qui se désespère d'abandonner les siens. L'interaction avec les proches revêtira des formes souvent complexes et impalpables dans lesquelles la « neutralité affective » des soignants jouera bien souvent un rôle modérateur et lénifiant ; car cette relation se situe bien au-delà de ce que chacun croit vivre dans l'angoisse de sa solitude. Cette relation intériorisée, faite d'un faisceau d'interdépendances plongeant ses racines dans le vécu antérieur de chacun, déterminera une attitude à la fois personnelle, intime et interactive face à la mort qui se dessine.

*Abandonné par la vie*, « trahi » par l'impuissance de la médecine, habité par l'absence de projets, le malade doit désormais emprunter une

---

1. Danièle Deschamps, « De prendre corps à rendre l'âme : séparations et deuils de la naissance à la mort », in *JALMALV* n° 34, septembre 1993.

autre voie. Il lui faut tenter de comprendre le sens de cette vie à vivre, accepter de feindre d'avancer dès lors que la cause est entendue. À ce stade de son cheminement où tout regard en arrière s'avère désormais vain, loin de ce temps où le combat et l'espoir forgeaient encore un possible avenir, il est un seul chemin, piégé, incontournable et en pointillés dans lequel le malade s'appliquera à naviguer, non plus dans un espace donné mais dans un temps compté, à la fois restreint et démesuré. Ce temps entre maladie fatale et mort inéluctable, ce temps d'avant-mort qui ne paraissait plus que dérisoire, superflu et illusoire, deviendra alors un autre temps, celui d'un nouveau travail psychique. Seules les capacités du malade à l'affronter et l'aptitude des proches à appréhender cet ultime travail permettront de concevoir ce temps suspendu, non plus dans la vacuité et le non-être, mais dans l'investigation toujours plus résolue d'un espace à vivre encore.

Néanmoins, cette lutte appartient encore au malade, au « sujet » qui va mourir et non pas à celui qui se meurt et que l'on dit « mourant » – terme ambigu anticipant l'état du déjà-mort ; perçu comme tel, le malade vivra alors ce dernier temps dans la confusion de l'inutile et de l'entrave. Chacun vivra pourtant, à sa façon, ce dernier corps-à-corps. Par cette volonté de vivre, dans un ultime combat, sa mort programmée, chacun défie l'ordre établi. Refusant de se laisser porter par ce temps qui a d'ores et déjà exclu le miracle de la grâce ; s'attachant à vivre ce temps en dépit de l'inévitable issue, le malade manifeste ce *vouloir être*, propre à conserver une dignité de *sujet*. Ce dernier combat permet de mourir en Homme, même si la mort est la règle du jeu. Tout comme ces condamnés qui s'apprêtent, les malades vivront ce passage dans l'arène à leur manière. Certains refuseront d'y pénétrer, beaucoup s'y engageront à reculons, d'aucuns s'y jetteront dans un ultime désir de maîtrise, d'autres enfin s'empoigneront, conscients que ce dernier combat est leur dernière tranche de vie à vivre encore, même s'ils en meurent. Imaginer et réinventer ce dernier combat, c'est respecter ce temps de la confrontation à la mort, de l'ultime liberté de l'homme de la refuser tout en l'acceptant sans jamais s'y soumettre.

# 6

# *Le refus ou la rébellion achevée*

## *Le non-sens de Richard*

Elle ne vit d'emblée que ses grands yeux sombres, résolus et déterminés. Richard n'était pas homme à passer inaperçu, tant ce mulâtre à la haute stature un peu voûtée dégageait de séduction. Son sourire complaisant et aimable paraissait contredire l'intense rigueur et volonté du regard que rien ne semblait pouvoir troubler ni intimider, en dépit de l'extrême gentillesse qui émanait de tout son être. Richard se savait naturellement séduisant et charmeur : son abondante chevelure rangée, l'arc paisible de ses sourcils, la finesse de ses doigts, la prestance et la sveltesse de son corps respiraient une certaine forme de quiétude, une impassible intelligence et opiniâtreté, en lui donnant toutefois l'allure d'un prince égaré hors de son monde. Sa présence en ce lieu, au cœur des souffrances de cette ultime phase de la vie que symbolisent les soins palliatifs, aurait pu paraître quelque peu incongrue s'il ne s'était présenté au centre accompagné de cette très vieille dame aux traits si doux.

La psychologue qui recevait Richard pour la première et dernière fois jeta un regard au médecin assise à ses côtés : elle semblait, tout comme elle, étonnée et séduite par cet homme qu'une assistante sociale leur avait adressé à la demande de Richard lui-même.

Tout en palpant continuellement son oreille de la main gauche, Richard scrutait ces deux femmes – psychologue et médecin – d'un air à la fois badin et préoccupé tandis que le léger sourire quelque peu narquois qu'il leur adressait semblait révéler une certaine irrévérence, une arrogance mesurée et une altière indulgence à leur égard.

Richard semblait aimer et avoir aimé les femmes ; son corps encore jeune et robuste que le sport et le naturisme avaient mis en valeur démontrait de toute évidence qu'il s'était attaché à préserver une enveloppe harmonieuse et plaisante. Il semblait aimer son corps, dans la différence que le hasard de la rencontre de ses parents avait engendrée, autant qu'il aimait l'étude des ethnies et des structures sociales : ethnologue et sociologue, muni de cette richesse de la réflexion intellectuelle alliée à une puissante vigueur physique et sexuelle, Richard paraissait avoir comblé une existence ainsi pourvue des largesses de la vie.

Surprise par ce mélange de douceur et d'inclémence, de charme et d'intransigeance, intriguée par l'ostensible assurance de cet homme qu'une détermination impalpable semblait avoir poussé à effectuer cette démarche, la psychologue eut soudain le sentiment que Richard, par sa seule présence, avait réussi à gommer les quelques notes contenues dans le dossier transmis par son médecin traitant. Car elle savait qu'en dépit de son allure encore jeune et séduisante, Richard avait 76 ans ; qu'en dépit de la vigoureuse santé qu'il semblait afficher, il était atteint d'un cancer de la vessie dépassé sur le plan curatif ; elle n'ignorait pas que cette belle main qu'il portait à son oreille tout au long de cet entretien lourd et difficile n'était là que pour réajuster son appareil auditif, palliant une surdité datant de l'enfance. Elle savait aussi que dans ce regard sensuel qu'il leur adressait se lisait la désespérance de ne plus pouvoir prendre une femme dans ses bras : cet interdit qu'il s'était imposé en dépit de la vitalité de son appétit sexuel, toujours vivace malgré l'apparition de son cancer quelques années auparavant, était le fruit d'une incontinence survenue deux ans plus tôt. Elle semblait comprendre aussi que ses conquêtes féminines n'étaient que le vernis d'une vie affective sans attaches, sans amarres ni ancrage. Abandonné par ses parents peu après sa naissance, recueilli par l'Assistance publique, Richard avait divorcé après un mariage très bref qui lui avait laissé un fils : il ne l'avait pas revu depuis plus de quarante ans. Richard n'avait pas d'amis, sauf peut-être cette très vieille dame qu'il présenta comme sa voisine et qui attendit sagement, dans la salle d'attente, la fin de l'entretien : Richard paraissait très attaché à elle bien qu'il n'en manifestât aucun signe extérieur, comme s'il voulait la protéger d'un quelconque danger.

Lorsque Richard se mit à parler de sa voix douce et ferme, un malaise impalpable affleura, comme un pressentiment d'un inconcevable à venir, comme si Richard n'était pas venu là pour soulager ses douleurs ni pour alléger sa souffrance, pour se livrer et se délivrer d'un fardeau trop lourd à porter, mais pour quémander une aide d'une tout autre nature.

Porté par ce visage impassible dont le sourire malicieux semblait vouloir désarmer la gravité de son propos ; mû par cette implacable ténacité qui sous-tendait sa détermination à convaincre sans jamais chercher à émouvoir, il parvenait à maintenir, par une extrême concision du verbe, l'imparable logique de son argumentation ; empreint de cette maîtrise qu'il s'appliquait à préserver pour étouffer l'affect, dénudant alors chacun de ses mots de toute forme d'émoi, il induisait le respect, la dignité et l'émotion contenue, encourageant l'écoute et le désir de partage tandis que se profilait déjà l'amertume de l'impuissance.

Richard évoqua brièvement son cancer incurable, pour lequel il avait d'ores et déjà refusé toute opération mutilante – nommant l'urétérostomie pour l'écarter aussitôt d'un geste méprisant –, sans toutefois mentionner les douleurs physiques qu'elle engendrait ; il parla tout aussi furtivement de son irréversible incontinence et des désagréments qu'elle provoquait au quotidien ; il exprima enfin le non-sens d'un futur vécu dans la dépendance physique, dans l'impossible d'un corps dégradé et dans l'humiliation de la déchéance, enveloppant encore chacun de ses mots du charme de l'indolence.

Puis son visage se fit plus intense, sa voix prit des inflexions plus raides tout en restant caressante sans jamais s'attendrir :

> « Je n'attendrai pas que vienne la mort ; je vous demande de me la donner ; je n'ignore pas que, déontologiquement, il vous est difficile d'accéder à ma requête. Je vous demande pourtant de m'aider à mourir. Mais ne prenez surtout pas ma démarche pour un caprice sans lendemain ou la fantaisie d'une humeur passagère. J'y pense depuis longtemps ; j'ai déjà envisagé toutes les formes de suicide mais toutes risqueraient d'importuner mon entourage ou de pertuber de pauvres gens paisibles… Écoutez, je crois que vous n'avez pas compris : je veux mourir. Maintenant. Il est inutile de me parler de ce temps à vivre encore, dans l'invalidité, la dégradation et le vide ; je sais que sur le plan physique, le temps jouera toujours contre moi. Je suis déterminé à mourir et je vous prie de m'y aider : personne n'en saura jamais rien… Merci, merci de votre compréhension et de votre bienveillance ; non, je n'ai pas mal et je ne souffre pas, je veux seulement mourir. Essayez de comprendre que ma vie n'a plus aucun attrait, bientôt mon corps ne me portera plus et j'irai rejoindre tous ces malheureux qui n'osent pas s'avouer le non-sens de ce temps perdu à se débattre dans un lit…vous êtes très gentilles mais vos propos lénifiants pour d'autres ne me parlent pas : comprenez que vous ne me ferez pas fléchir, j'ai d'ailleurs dépassé le terme que je m'étais fixé et il sera bientôt trop tard : je refuse d'entrer dans votre cercle démoniaque, le lit, la porte close et la solitude. Mon cheminement s'arrête là, devant cette porte, je n'irai pas au-delà… Oui, je sais qu'il vous est difficile d'entendre ma requête mais je vous demande de réfléchir encore... Bien sûr, je reviendrai vous voir, merci encore de m'avoir écouté… »

Richard repartit, l'ombre d'un sourire dans ses grands yeux sombres, résolus et déterminés ; personne ne le revit. Richard se suicida trois mois plus tard en laissant quelques mots à l'adresse de cette très vieille dame, aux traits si doux.

Était-il encore possible de « sauver » Richard ? D'autres mots peut-être, une approche différente, une écoute plus apte à capter son inébranlable détermination... Seul persiste le goût amer de l'impuissance, de l'échec et de l'impossible, non pas à entendre sa souffrance mais à l'aider à emprunter une autre route : lui permettre enfin de changer de registre, lui faire admettre que l'autre ne soit que l'humble dépositaire de sa souffrance, l'autoriser peut-être à se mentir un peu à lui-même pour accepter l'ambivalence, parfois salutaire, d'une dernière tranche de vie ; mais peut-on contraindre un être qui souffre à vivre de sa souffrance ?

Richard s'est refusé à traverser ce présent invalidant, désormais désinvesti du sens qu'il donnait à sa vie ; récusant ses failles, il ne voulut jamais admettre que la vie l'avait humilié ; pas une fois, durant l'entretien, il n'accepta d'abdiquer, de laisser filtrer sa détresse ou son désespoir, ne donnant à voir que sa détermination à en finir, son étonnante clairvoyance et son implacable rigueur. À l'instar de son incontinence, à peine évoquée et sitôt réprimée, sa mort – seule véritable protagoniste de l'entretien – fut toujours suggérée avec une impassible désinvolture, avec ce détachement propre au contrôle absolu de soi, dans une terrifiante lucidité. Poser, sur cette vie à vivre encore, un regard si dépourvu d'auto-commisération ou d'indulgence, balayer le temps avec une si naturelle intransigeance, ne pouvait que renvoyer l'autre à son impuissance, puisque Richard avait désormais pipé les dés de cet impossible échange. Loin de solliciter – auprès du médecin ou du psychologue – l'allègement de ses douleurs ou le soulagement de ses souffrances, Richard n'était venu chercher là que l'assistance d'un tiers, d'un autre lui-même capable d'effectuer *le* geste dans la banalité d'un acte médical, simple, précis et nécessaire, dans le définitif et l'irréductible.

C'est par la maîtrise, seul mécanisme de défense dont Richard ne se dessaisit jamais, qu'il parvint à ne pas s'abandonner, l'espace d'un entretien ; c'est encore par la maîtrise qu'il put contenir chacune de ses émotions pour continuer à circonscrire encore ce temps dans l'arbitraire le plus absolu et dans cette conscience extrême, déchirante de lucidité mais inapte à se prêter au mensonge, à l'illusion et à l'ambivalence.

Car renoncer à la maîtrise, consentir à la déposer sur l'autel d'un futur sans avenir, accepter l'achèvement du passé et l'irréversibilité du présent, c'est se résigner à faire le deuil d'un segment de vie pour en réinvestir un autre, parfois singulier et discordant mais encore et toujours dans un continuum de vie.

Cependant, le réinvestissement de ce temps présent requiert à la fois la nécessité du partage et la capacité à réévoquer un passé « ouvert », autorisant le sujet à le faire vibrer encore et à s'en nourrir parfois. Mais pour Richard, opprimé par cet impossible à dire, le passé ne pouvait relever que de l'intouchable et de l'interdit ; alors... fermer les yeux sur ses blessures enfouies, les ensevelir sans jamais les nommer pour étouffer la carence de l'amour jamais reçu, pour se défendre de sa culpabilité envers un fils, sitôt abandonné dans les rets de l'amour impossible à donner.

S'aventurer hors de la maîtrise, se mettre à nu devant un tiers et se délivrer de cette part de soi si difficilement contenue constitue parfois l'aveu d'un tel échec, explicite et incontournable, de toute une vie, que certains n'ont plus le courage ni la force de poursuivre : « Mon cheminement s'arrête là, devant cette porte », disait Richard qui avait choisi, à sa manière, de s'exiler de sa propre vie, préservant cette part intime, inviolable et indéchiffrable qui n'appartenait qu'à lui.

Solitude affective, isolement auditif : Richard s'est soustrait à cette mort en suspens tout en demeurant dans la maîtrise de sa vie, dominant ses émotions comme on apprend à contrôler ses sphincters : tandis que son corps avait déjà entrepris de lui désobéir en lui échappant par cette sournoise incontinence, Richard veillerait désormais à préserver, dans l'intégralité, le reste de son être : « J'assiste à ma mort avec les forces entières de ma vie.[1] »

Car l'homme-malade qui pénètre dans le dernier cercle se retrouve acculé au passé, contraint au temps des bilans et des remises en question : ce temps d'un nouveau travail psychique, si difficilement consenti mais toujours essentiel pour supporter l'insupportable, ne saurait s'accomplir hors d'une interaction à l'autre, hors de l'échange et du partage, quelque douloureux qu'ils soient. Richard n'ignorait pas que ses conquêtes féminines, ces relations délibérément vécues dans la légèreté de l'éphémère, dans la fugitive précarité et le non-investissement affectif excluaient jusqu'à l'ombre du partage, fût-ce le plus infime.

Dépossédé de toute attache privilégiée, conscient de ne pouvoir maintenir une relation à l'autre fondée sur le seul registre de la séduction et de

1. Maine de Biran, *Journal*, 1815.

l'investissement libidinal qu'un présent invalidant allait s'empresser d'abolir, entraînant au passage le désinvestissement intellectuel ; nanti d'un passé trop lourd à porter et démuni de tout projet d'avenir, Richard anticipa alors sa mort à vivre, dans cette insoumission à l'égard d'un temps où passé, présent et futur s'apprêtaient déjà à se dissoudre, diluant ses forces dans le secret de l'indicible.

Reconnaître sa faillibilité tout en acceptant parfois l'impuissance de l'autre, consentir à mettre des mots sur du non-sens demeure pourtant, pour la majorité des êtres, l'ultime recours pour donner du sens au non-sens. Mais Richard refusa d'entrer dans l'arène et, comme lui, certains refuseront d'y pénétrer, trop las désormais pour opposer une résistance désespérée au désespoir.

# 7

# *Entre résignation et révolte*

## *Le regard-miroir de l'autre*

Toute résistance à la désespérance présuppose un dit, l'expression d'un message de détresse, un cri lâché dans le silence s'élevant par-delà la mort et qui permettrait d'espérer encore ; rien n'est plus vain qu'un cri abandonné à lui-même et hurlé dans un puits d'indifférence ; alors, pour émettre ce cri, oser parler de ses peurs et de l'épouvante qui sourd et se diffuse, de l'obsession qui oppresse et ne demande qu'à jaillir et à se répandre, encore faut-il être entendu. S'autoriser à émettre ce cri, c'est pressentir que quelqu'un veillera à le recueillir pour l'envelopper de son amour, à prendre soin de ce cri pour le contenir tout en le libérant et permettre au sujet de s'apaiser à travers lui.

Cet amour que l'autre tentera d'insuffler au malade jusqu'au bout, cet amour pour l'autre qui permettra au malade de dépasser ses propres forces constitueront par leur interaction l'ossature de cette résistance, élevant alors un rempart naturel contre l'auto-destruction. Suppliant hier encore les soignants de croire « en lui », l'homme qui va mourir et qui n'y croit plus, désormais las et affaibli par sa propre image, chargera implicitement son entourage de prendre le relais de cet autre lui-même qui l'effraie. Implorant désormais ses proches de croire « pour » lui, il va les investir alors d'un rôle douloureux, lourd et désarmant, aux contours inattendus et parfois insaisissables. Ceci se révélera néanmoins déterminant pour le malade : la souffrance, que chaque pas exacerbe, ne saurait se vivre dans l'isolement du corps et de l'affect.

Attribuant à l'être aimé une force intrinsèque et naturelle, résidant avant tout dans l'être par opposition à son non-être à venir, le malade ne veut percevoir de l'autre qu'une image rassurante et rassérénante. Cette image de vivant-immortel, transcendée par les sentiments de tendresse et d'amour qu'il lui porte, incite le malade à en figer les contours pour tenter de lui ressembler encore et, partant, de se re-connaître lui-même. Le pouvoir réfléchissant de cet autre, identique et dissemblable à la fois, permet au sujet de progresser, pas à pas, dans ce labyrinthe d'êtres-miroirs parfois déformants, puisant alors en chacun d'eux les forces nécessaires à une re-composition de son image projetée dans le regard de l'autre.

Mais pour tenter de recréer cette image brisée, le malade doit croire – ou feindre de croire – que cette laborieuse reconstitution s'avère encore utile et nécessaire : compter encore pour l'être aimé, se sentir toujours essentiel et précieux, si peu vivant mais vivant encore. Car en dépit de son corps meurtri et de sa mémoire blessée, de cette déchéance dénudée qui fragilise tout son être, le malade veut encore lire dans le regard de l'être aimé que ces désespérants signaux émis par son corps n'ont pas entamé la véhémence du passé partagé, que la criante évidence parviendra encore à se dissoudre dans l'étrange alchimie de l'échange des regards : regards échangés pour taire le désespoir, pour crayonner le temps et estomper les zones d'ombre, pour panser enfin une réalité par trop présente.

Le malade qui accepte d'être regardé consent à se remémorer une image intacte de lui-même, obligeant à son tour l'autre à se souvenir. Regarder l'être aimé, c'est implorer son regard pour le soustraire à l'esquive et le contraindre à le percevoir au-delà de ce corps flottant et incertain ; lutter contre la frilosité des sensations et la fragilité de l'imaginaire du bien-portant, c'est le commettre gardien de leur mémoire commune tout en l'incitant à partager une certaine réalité, celle que le malade aura, à grand peine, édifiée.

Lorsque l'être aimant se met à sourire à celui que la mort guette et que, soudain oublieux des désastres de ce corps, il se saisit de cette main décharnée pour la porter à sa joue et mimer la caresse ; lorsqu'il s'attache paisiblement à essuyer les larmes sur ce visage qu'envahit un regard avide de re-connaissance ; lorsque ses yeux impuissants se coulent dans ceux de l'être aimé pour le retenir encore et prévenir l'abandon, alors, le malade s'empresse de s'approprier ce regard, ranimant en lui une lueur de vie et un impossible espoir. Ces yeux tendres et rieurs qui semblent se réfléchir dans tout son être morcelé se mettent alors à parler, racontant le passé pour soutenir le présent et autoriser encore un fantasme de vie, prolongeant ainsi le souvenir d'un sourire en échange d'un seul sourire à venir.

C'est à la faveur d'un regard, soudain offert à cette image fragmentée et éparpillée aux quatre coins de son être, que Sébastien se remit un jour à espérer.

# *Le silence-illusion de Sébastien*

Emmuré depuis des mois dans le silence et la solitude, il vivait désormais en reclus, à couvert des regards meurtriers et à l'abri de lui-même. Jusqu'à ce jour fatidique où, à 25 ans, le monde lui avait paru s'écrouler, Sébastien entendait mener une existence pleine et ébouriffée, riche en émotions dont le théâtre (comme il aimait à le croire) ne tarderait pas à le gratifier. Sa courte carrière, cependant limitée pour l'heure à de petits rôles modestes et sans envergure, ne lui permettait pas encore de vivre de son talent. Empreint de cette espérance et résolument confiant en l'avenir, il avait toutefois consenti à gagner sa vie au gré du hasard de ses multiples rencontres ; on le disait danseur, modèle ou mannequin, toujours heureux de s'exposer au regard d'autrui, qu'il éblouissait de son charme et de son éclatante beauté. La délicatesse enjôleuse de ses traits, la fraîcheur de ce sourire encore enfantin et cette grâce qui émanait d'un corps étonnamment beau, souple et harmonieux, associées à la vitalité magique que reflétait le bleu intense de ses yeux rieurs et malicieux, ravissaient quiconque le côtoyait.

Lui qui aimait à se contempler dans le miroir flatteur du regard de l'autre et qui n'existait que par le rayonnement de son propre reflet, s'attachait ainsi, jour après jour et au prix d'une vigilance draconienne, à maintenir son corps au plus près d'un idéal d'absolue perfection, toujours convaincu de devoir se soumettre à l'inlassable exigence tyrannique du regard de l'autre.

Lorsque le couperet tomba et tandis qu'il quittait l'hôpital d'un pas heurté et indécis comme s'il s'éloignait à tout jamais de la vie, il fut pris d'une sorte d'engourdissement, comme frappé d'atonie, dépossédé de sa vigueur et de la fallacieuse aisance de son corps. Trahi par l'audace de son charme et la hardiesse de son regard ; lourd d'un fardeau qui désormais ne le quitterait plus, il anticipa alors la flétrissure à venir et la disgrâce de son corps dégradé. Il entrevoyait déjà l'effroyable instant où son image défigurée se désagrégerait dans le miroir brisé de l'autre. S'autoreniant pour ne pas lire le désamour et le rejet dans ces regards qu'il savait si prompts à se détourner, si lestes demain à ne plus le « voir », à s'ébahir et à l'acclamer encore, il se retrancha de la vie et se cloîtra dans son appartement, lui, sa séropositivité, son corps et sa détresse.

Proches, amis et relations professionnelles, tous furent pendant de longs mois bannis de son histoire hormis cette femme qu'il avait accepté de voir et dont il admettait, à son tour, le regard. Inlassablement, il s'étonnait de cette démarche librement consentie qui le conduisait régulièrement dans le petit bureau de la psychologue de l'hôpital ; jour après jour, il se demandait encore quelle secrète impulsion, insondable et énigmatique, le poussait chaque fois à se rendre à ces séances de psychothérapie, lui qui n'en attendait rien qu'un surcroît de souffrances et d'incompréhensions. Ces poignées de minutes si vaines, si impuissantes à lui faire recouvrer la santé et, plus encore, à sauvegarder l'éclat de sa beauté, demeuraient pourtant un indéchiffrable refuge, un havre des misères à la fois contenues et débridées qu'il s'acharnait pourtant à renier, tout en guettant, impatient et fébrile, la séance à venir.

Circonspect et méfiant, souvent mutique et parfois terriblement agressif, il hésitait en permanence entre l'abandon et la superbe. Ce n'est qu'au fil des séances, toujours cruelles et émouvantes, qu'il consentit peu à peu à se montrer plus confiant, à accepter parfois de déposer des bribes d'une détresse qui laissèrent bientôt courir sa colère et son désarroi, son énergie dans la dénégation et son impuissance à contenir une vulnérabilité et un dénuement que son apparence physique persistait toujours à démentir. Hormis peut-être cette ombre légère qui commençait à voiler le bleu de ses yeux et cette gravité qui semblait désormais habiter son sourire, rien ne paraissait avoir entamé sa beauté et l'éclat de sa jeunesse. Mais sa hantise d'être un jour enlaidi par la maladie était en lui si véhémente qu'elle semblait neutraliser jusqu'à l'angoisse de mort : l'anéantissement de sa beauté et la perte de sa vie paraissaient ainsi se fondre en une souffrance unique, comme si la terrifiante angoisse des meurtrissures du corps – qui ne tarderaient pas à engendrer l'absence du regard de l'autre – pouvaient encore masquer l'irrémédiable et définitive *absence de soi*.

La mort ne tarda pourtant pas à se profiler sous forme d'une infection opportuniste dont Sébastien ne réalisa la portée qu'une fois le péril écarté ; de cette toxoplasmose dont il ne conserva toutefois aucune séquelle neurologique, il pressentait – contrairement à ce que chacun voulait lui faire accroire – qu'il n'était pas sorti « indemne ». Loin d'éprouver ce soulagement apaisant que génère souvent la rémission, il ressentit une frayeur *a posteriori* qui raviva l'impact du cauchemar dont il s'éveillait encore tout frissonnant. L'alarme soudaine et la sidération que la maladie venait de déclencher réactivaient en lui l'épouvante de la réalité et son train d'angoisses, d'incertitudes et de questionnements toujours plus oppressants. L'irruption de cette réalité tangible, prête à ébranler les fragiles fondations d'un nouvel édifice psychique à grand peine érigé, l'obligeait à reconnaître qu'il avait failli mourir et que la maladie, avant même que son apparence extérieure n'en portât les stigmates, progressait inexorablement et indépendamment du regard de l'autre.

Si cette phase le laissa complètement vacillant et désemparé, elle éveilla néanmoins en lui une sensation d'une tout autre dimension. Sa vigilance, contrainte désormais à s'élargir sur tous les fronts, générait une lutte impossible, lui imposant de neutraliser la déchéance physique pour conserver le regard de l'autre.

En côtoyant la mort, il avait paradoxalement repris goût à la vie. La psychologue pressentait qu'il commençait à accepter quelques parcelles de bien-être, des pans de quiétude qui s'entremêlaient à ses peurs, mais qui l'autorisaient parfois à relâcher sa tension, à assouplir ses résistances et sa quête d'isolement. Il avait en effet entamé une timide percée en direction de cette vie jusque là délaissée, renouant avec certains de ses amis proches. Leurs témoignages d'affection l'emplissaient d'une joie nouvelle, teintée toutefois d'une craintive circonspection. Toujours empreint de cette ambivalence, il revoyait régulièrement sa mère et, bien qu'embarrassé et décontenancé à chacune de ses visites, il redécouvrait chaque jour cet amour, immuable et muet, qu'elle n'avait jamais cessé de lui porter. En même temps qu'il acceptait la renaissance d'un embryon de vie sociale et affective, il poursuivait sa quête de lui-même, au cours de ses séances de psychothérapie.

Alertée ce jour-là par son regard affolé et éperdu de tristesse, la psychologue comprit que Sébastien venait de pénétrer dans une sphère plus douloureuse encore, la seule qu'il appréhendait vraiment et qui risquait de sceller une irréductible fracture. Sébastien était effondré sur son siège, les yeux tout embués de larmes ; immobile et silencieux, il se tenait ainsi hors du temps, le visage fermé et les yeux dans le vague. Enfin, comme s'il s'apprêtait à signer son arrêt de mort, il leva lentement la tête, conscient de l'inéluctabilité du regard et de la vacuité de ses mots : les premières manifestations du sarcome de Kaposi étaient apparues sur le bout de son nez, sous la forme d'une tache brunâtre préludant à cette défiguration tant redoutée.

Désarmée face à ce désespoir qui enserrait Sébastien, la psychologue se glissait tout entière dans cette détresse qu'elle parvenait à grand peine à disloquer mais qu'elle s'attachait pas à pas à recueillir au détour de chacun de ses cris, à la faveur du moindre geste ou regard furtif. Dépositaire d'un fardeau qu'elle soutenait de toute son impuissance, témoin démuni du refus de Sébastien à endurer les prémices d'une image transfigurée et bientôt anéantie, elle guettait pourtant, de séance en séance, un imperceptible signe, un indice augurant enfin l'espoir d'un espoir, ouvrant une brèche dans ce nœud d'angoisses, une trouée possible vers un certain renoncement, vers cette résignation à s'accepter autre pour consentir à dévoiler enfin, aux yeux de ses proches, l'insoutenable blessure narcissique d'un corps défiguré.

Mais au fil des semaines et des mois, Sébastien percevait que l'altération progressive de son image corporelle n'avait aucunement modifié le regard de ses proches, n'entamant en rien leur attachement, leur sollicitude et leur tendresse. Démentant ses craintes et ses appréhensions, leurs marques d'affection continuaient pourtant à le surprendre, tant il s'était convaincu que l'image qu'il renvoyait ne pouvait qu'induire l'autre à la dérobade, au faux-fuyant et à l'esquive. Ainsi commençait-il peu à peu à regarder ces êtres différemment, comme s'il les voyait pour la première fois ; dénudant les sentiments et les émotions qui transparaissaient au-delà des visages et des comportements, par-delà l'apparence et le vernis, il semblait chercher à pénétrer l'intériorité des regards.

Plus il regardait l'autre et moins il se regardait, moins il voyait son corps se métamorphoser et son visage se creuser ; tandis que son pas se faisait chaque jour plus hésitant, il commençait à apprivoiser cet autre qui lui ressemblait si peu mais qui était lui quand même, ni beau, ni sain, ni désirable, mais que l'on persistait pourtant à aimer encore.

Son hospitalisation précipita ce travail psychique qui l'avait contraint depuis des mois – et en dépit de tous ses stratagèmes – à s'immerger dans la réalité. Par le deuil d'une image brisée et désormais inaccessible, il avait trouvé la force de réinvestir une autre image, enfin apte à appréhender le regard de l'autre à visage découvert. S'il est vrai qu'en acceptant cette autre image de lui-même il permettait aux êtres aimés de partager ses souffrances, d'entendre son désarroi et d'affronter ses peurs, il les autorisait par là même à se situer dans un authentique partage, ponctué des peines et des joies de la vie, de la vie quand même. Ainsi exprima-t-il sa joie, immense et profonde, à la requête d'une de ses amies de lui dessiner sa robe de mariée ; il s'attela à cette tâche avec une frénésie et un enthousiasme débordants, s'affairant à noircir des cahiers entiers, enfin heureux de se rendre utile et de se prolonger peut-être à travers un projet de bonheur qu'il ne vivrait sans doute jamais.

La présence de sa mère à ses côtés le rassurait, son regard tourmenté et attendri apaisait ses angoisses. Affaibli et méconnaissable, il semblait attendre que survienne un miracle mais seuls ses grands yeux bleus, avides d'amour et de partage, paraissaient avoir survécu au désastre.

La psychologue, qui se rendait désormais à son chevet, souffrait de sa propre incapacité à le retenir, à l'empêcher de dépérir chaque jour davantage ; Sébastien l'attendrissait et elle continuait à sourire à ce regard brillant d'intelligence et de sincérité qui l'interpellait sans cesse et qui semblait parfois parvenir à faire face à l'inconcevable.

Ce soir-là, elle le trouva en proie à une agitation inhabituelle, une excitation qui avait transfiguré ses traits, embellissant son regard et l'éclat de son sourire ; il paraissait heureux, habité par une force intérieure qui l'enflammait, transporté par une véhémence et une impétuosité inconcevables pour un corps si affaibli et morcelé. Tandis qu'il prenait la main de la psychologue tout en lui décochant un sourire à la fois ému et radieux, il parvint à grand peine à exprimer, dans l'incohérence et l'euphorie, son bouillonnement soudain :

> « Vous vous rappelez de Jean, n'est-ce pas ?... Jean, mon ami metteur en scène, je vous en ai déjà parlé !... Vous savez, il est venu me voir ce matin : il va monter une nouvelle pièce dans quelques mois et il m'attend ; vous entendez ? il m'attend pour me confier LE RÔLE… Le rôle de Dom Juan ! Ah, vous êtes contente aussi… Quel rôle ! Pas facile, hein ! Il faut que je m'y mette, pas de temps à perdre : ils m'attendent pour les répétitions… »

Sébastien ne se mentait pas. Son ami lui avait proposé un rôle auquel Sébastien croirait de toutes ses forces, auquel il se raccrocherait désespérément. Y crut-il véritablement ? Sa réalité se situait en fait bien au-delà de ce questionnement : ni le théâtre, ni Dom Juan, ni tout ce à quoi il semblait tenir si fort autrefois ne lui importait plus. Seul comptait, à cet instant-là, le regard de son ami, seule la réalité d'une tendre générosité pouvait le porter et lui permettre de détourner son regard de l'anéantissement. La vie venait de lui offrir un fantasme de vie et il fallait y croire : la perspective d'un rôle à apprendre, le regard attendrissant qu'il s'apprêtait à porter sur cet autre lui-même qu'il n'était plus, suffisaient à l'aider à construire un devenir qu'il savait précaire et illusoire, pourvu que l'autre s'abandonnât dans le regard apaisé du partage et de l'authenticité.

## *Le clivage du moi*

En s'acheminant vers la mort, Sébastien s'est peu à peu rapproché de ce qu'il appelait lui-même « la vraie vie », celle de la découverte de l'autre à travers soi et de l'interaction d'un regard dans la confiance et la générosité. Mais jamais Sébastien n'aurait su, comme il aimait à le dire, « rattraper tout ce temps perdu » sans l'irruption de la maladie, sans son angoisse et ses souffrances, sans ce long et douloureux travail psychique sans doute favorisé par une sensibilité exacerbée et une vulnérabilité que sa différence, au travers de son homosexualité, porta à cheminer dans ce douloureux apprentissage de l'authenticité, dénudant un à un les fils de l'apparence et de la dissimulation. L'élaboration de ce travail psychique qui s'avéra essentiel et fondamental tout au long de sa dégradation physique – de l'apparition du sarcome de Kaposi jusqu'à l'acceptation de son corps décharné – constitua en réalité un temps extrêmement restreint comparativement à sa vie passée. Mais la densité de ces quelques mois, l'intensité dont il revêtit chaque heure, chaque minute à venir et à vivre dans le partage, l'acuité avec laquelle il dévorait chacun des visages aimés de crainte de les voir s'estomper et se dissoudre à jamais, traduisaient cette inconsciente attente d'un dessein dont il ignorait tout, d'un projet de vie dont la visite de Jean permit l'avènement.

Car Sébastien vécut la démarche de son ami comme une véritable providence, un don infini et irréductible au regard de la finalité du don lui-même, impossible et vain.

Ce temps suspendu entre réalité du partage et irréalité d'un projet – dont Sébastien ne fut jamais dupe – généra en lui, dans l'ivresse et l'exaltation, un fantasme de vie qu'il tentait de prolonger dans l'impérissable et l'immortalité, s'autorisant enfin à agripper cette prodigieuse parcelle d'espoir qui subsiste en tout être humain jusqu'au seuil de la mort.

Sébastien se mourait et il n'en doutait plus. Mais son ami lui permit, le temps d'un lumineux échange, de se détourner de la mort pour laisser aussitôt rebondir cet autre lui-même, vers un ultime espoir de pérennité. Si ce mirage qu'il savait illusoire et insensé parvint pourtant à le porter jusqu'au bout, c'est qu'une seule bouffée de vie suffit parfois à mobiliser toutes les ressources de l'homme, perpétuellement aux aguets pour tenter de survivre en se forgeant des chimères dans le rêve et l'imaginaire : car aucun être ne se résignera jamais à mourir, aucun homme ne sera jamais assez fou de lucidité pour embrasser la mort et concevoir en toute conscience son propre anéantissement, tant il est vrai que « si un homme pouvait penser pleinement la mort, il mourait à cet instant-là[1] ».

---

1. Denis de Rougemont, Entretien avec Pierre Lhoste, in *Les nouvelles littéraires*, 24 décembre 1970.

S'il ne meurt pas « à cet instant-là », c'est qu'il pressent déjà que « ni le soleil ni la mort ne se peuvent regarder fixement[1] ». Celle dont il ignore tout ressemble peut-être à cet astre dont il doit détourner les yeux, contraignant dès lors à concevoir les effets de sa puissance dans une abstraction protectrice. Malgré cette indispensable manœuvre pour prévenir la brûlure, l'homme ne mettra pourtant jamais en doute la réalité de son existence et son omniprésent pouvoir réfléchissant. Ainsi se présente la mort qui s'avance à visage découvert et demeure tout aussi insaisissable et abstraite, à la fois présente mais trop distante pour se laisser dévisager. Lorsque ce point fixe devient pourtant réalité en s'imposant, alors, comme une évidence inéluctable, lorsque la médecine ne laisse plus entrevoir la moindre parcelle d'espoir pour réfuter l'irréversible, le malade essaie toujours de se détourner d'elle et d'arracher, à cette brûlante réalité, son regard aveuglé par le néant.

S'il ne meurt pas « à cet instant-là », c'est que l'homme possède d'insoupçonnables ressources, aux effets parfois singuliers mais aptes à faire cohabiter en lui deux attitudes apparemment contradictoires : alors qu'une part de lui-même demeure irrémédiablement immergée dans la réalité d'une mort inéluctable, l'autre persiste résolument à se tourner vers un désir de vie sans limite. Ces deux démarches autonomes, indépendantes et rarement perméables, vont alors coexister sans jamais interférer, amenant ainsi le malade à faire état, presque simultanément, de deux réalités psychiques opposées mais tout aussi authentiques. Ces états de dédoublement alternés dans la conscience du sujet engendreront ainsi une scission ou *clivage du moi* ; celui-ci permet de s'accommoder d'une réalité extérieure insoutenable et oblige alors le sujet à évoluer dans un perpétuel va-et-vient entre découragement massif et espoir insensé, entre résignation et déni, entre conscience de la réalité et perpétuelle quête d'illusion.

S'il ne meurt pas « à cet instant-là », c'est que l'angoisse de mort qui pousse l'homme immanquablement vers le découragement et le désespoir engendre une force-refuge capable de l'en détourner. Cette force lui permet de se blottir dans la moindre échappatoire rencontrée à la faveur d'une situation particulière ou d'un regard différent. Car attendre la mort comme seul et unique projet d'avenir, parler de soi « absent » et ne vivre que dans le registre de la souffrance sans jamais pouvoir en dénier la réalité, s'avère à ce point insoutenable que le sujet tente toujours, à l'instar de Sébastien, de se saisir du moindre signe ou geste prometteur pour tempérer, fût-ce momentanément, cette inconcevable souffrance. Ainsi, à l'occasion

1. Duc de La Rochefoucauld, *Maximes*.

d'une amélioration physique ou de l'apaisement temporaire d'une douleur corporelle le malade parvient-il, l'espace d'un temps, à se soustraire à l'inéluctable ; toutefois, en fonction des phases de la maladie, de ses ressources psychiques et de ses interlocuteurs, le patient privilégie, souvent à son insu, l'une ou l'autre partie de son Moi clivé, amplifiant ainsi la détresse de son entourage. Car le clivage du moi, tout en s'avérant salutaire pour le malade en tant qu'ultime stratagème de vie contre une mort avérée, déroute à ce point les proches qu'il finit par déconcerter chacun des protagonistes immergés dans une interaction toujours plus étroite et ambivalente. Les proches peuvent laisser filtrer leur inaptitude à suivre le cheminement du malade dans ce perpétuel changement de registre ; le malade surprend alors le désarroi des regards au comble du paradoxe – alliant à ce désir manifeste de le préserver et de le garder encore en vie l'inavouable attente de ne plus le voir souffrir ; il ne réussira même plus à cheminer dans son propre clivage, égaré et ballotté entre ces deux regards antinomiques. Ainsi, en fonction de sa personnalité et de son vécu, de ses ressources psychiques du moment présent et de son rôle jusque là assumé au sein de la cellule familiale, le malade se montre-t-il tantôt désemparé et contraint à se laisser porter par un regard ou par un autre, tantôt poussé à reprendre les rênes de la relation pour porter à son tour le regard de l'autre.

En effet, la partie clivée du sujet qui s'efforce de se détourner de la mort s'adosse toujours au mécanisme de défense prédominant jusqu'alors, édifié d'abord pour pallier l'angoisse de la maladie puis maintenu jusqu'au bout dans ce déni de la mort. C'est ainsi que le sujet enclin à trouver refuge dans le mouvement régressif et à se laisser porter par son entourage épousera tour à tour le regard confiant ou alarmiste de son interlocuteur, oscillant en permanence entre espérance et lâcher prise.

Le malade qui évolue en revanche dans le registre de la maîtrise s'efforce de guider le regard de l'autre pour continuer à soutenir ses proches, préférant porter seul son douloureux présent et assumer seul son inconcevable absence, tandis qu'il conçoit pour les siens des projets de vie par-delà sa mort propre.

## *La mort, révélateur de la relation préexistante*

Pour éloquente qu'elle apparaisse, l'histoire de Sébastien ne saurait constituer le parangon d'une approche idéale de la mort : elle n'est qu'un cheminement personnel et singulier comme le sont toutes les histoires, extraordinaires parce qu'uniques comme chacun des êtres que la mort agrippe, riches d'une personnalité indivisible que le hasard de la vie aura forgée dans l'unicité et l'exception. Certains portent leur vie comme un flambeau ; d'autres se laissent porter par elle, puisant leur force à l'extérieur d'eux-mêmes. En s'appuyant sur un être aimé, ils parviennent à un rééquilibrage apte à soutenir certaines de leurs faiblesses ou de leurs failles, si profondément contenues et enfouies. D'autres en revanche, plus épargnés par la vie et moins fragilisés, traversent leur histoire sans jamais emprunter les silencieux couloirs des souffrances, toujours aptes à porter les êtres aimés au travers de leur faillibilité.

Lorsque la mort approche, les équilibres implicitement édifiés et élaborés dans le non-dit des carences et des forces respectives vont se trouver dénudés, tantôt renforcés et sublimés, parfois corrodés et anéantis, mais toujours bousculés. « L'exceptionnelle et l'inattendue » trouble et bouleverse, harcèle et entame jusqu'aux racines de la relation, dans une déflagration définitive que chacun pressent sans jamais vouloir la nommer.

Car tous les malades ne sont pas capables, comme Sébastien, de porter un tel regard sur la vie à l'approche de la mort. Tous n'ont pas le même vécu, ni la force, ni le courage, ni le temps d'un tel travail psychique. Et malgré l'amour, la tendresse et la volonté de partage, tous les regards extérieurs ne sont pas à même d'accepter l'innommable et l'insoutenable, la déchéance physique et la dégradation psychique. Les proches, désemparés par leur propre angoisse à se voir abandonnés par celui qui va mourir, sont désespérés par leur culpabilité à devoir abandonner l'être aimé dans l'inconnu. Prêts à recueillir, tout en le niant, ce regard de détresse qui s'accroche désespérément au leur, ils doivent faire face à leur impuissance à l'orée d'un temps qu'ils ne contrôlent plus mais qu'on leur demande implicitement de porter dans un ultime acte d'amour.

Inhérente à cette rupture dans le définitif et l'inconnaissance, la mort pousse à une authenticité à laquelle certains êtres parviennent parfois. Encore faut-il que la relation préexistante s'accommode de ce nouveau rapport que l'approche de la mort va instaurer, dans l'inconnu et l'inexploré. Car la nature des liens tissés entre tous ces êtres confrontés à la mort repose sur une antériorité qui constitue l'ossature de ce temps présent et à venir, tant il est vrai que la relation ne naît pas au moment précis où tout bascule et se défait, où tout s'altère et tend à se dissoudre. Elle s'inscrit bien évidemment dans le préalable d'une réalité ancrée et non encore révolue mais que la maladie puis la mort pousseront dans ses derniers retranchements, en la précipitant parfois dans le chaos ou, à l'inverse, en réactivant des forces nouvelles, inédites et insoupçonnées jusqu'alors.

Aucune relation « paisible » ne se révéle apte à résister à ce bouleversement, aucune ne peut perdurer dans l'immuable et l'inaltérabilité face à une mort qui va renverser les sentiments et les désirs les plus profonds. Toutes les données établies sont pertubées : remuant les émotions, les instincts et les passions comme un soc de charrue peut retourner la terre, dégageant un à un les aspects les plus obscurs de la relation, la mort produit souvent un nouvel éclairage qu'un quotidien conciliant ne pouvait laisser deviner.

La mort qui va violenter la vie ne fait qu'exacerber la profondeur de champ de la relation, dans l'authentique ou le superficiel. Tantôt elle fait éclater des tensions latentes qui verront affleurer les failles de la relation, obligeant le regard à se fixer enfin pour accepter l'évidence d'une réalité sans partage ni affect et sur laquelle il ne s'attardait plus de crainte d'appréhender la faillite, le désastre et l'échec de toute une vie. Parfois, *a contrario*, elle réactive et met à nu un amour que le quotidien avait étouffé, écarté de la vie tel un objet encombrant que personne ne savait plus manier : un amour inerte, posé dans un coin de l'être et que tous auraient oublié de vivre, un temps entravé aussi par l'immobilité d'une vie.

Tous ne parviennent pas à l'analyse et à la réflexion la plus intime, induite par l'irréversibilité de la mort. Certains n'accèdent à la compréhension de cette relation à l'être aimé et disparu qu'après sa mort. La mort elle-même peut devenir un catalyseur capable de déclencher un inévitable travail d'introspection, sans lequel la relation sublimée ne pourrait survivre à la séparation définitive. C'est sur ces bases parfois robustes et assurées, parfois mouvantes et instables, que s'appuiera la relation à deux face à la mort, la complexité alors inextricable des regards faisant parfois chanceler un édifice précaire tandis qu'elle tend à renforcer une relation pleine et authentique.

Ainsi le regard aimant de l'être cher porte-t-il parfois le malade à lutter et à se battre, à puiser dans son extrême faiblesse une dernière force pour faire « comme avant », pour tenter de maintenir une relation au plus près de sa vérité, démarche fondamentale et déterminante à l'approche de la mort.

Le regard terrifié de l'être aimé engendre en revanche – en fonction de la personnalité du malade, de la nature de la relation intériorisée et de ses pressentiments inavoués – un découragement massif dans le désengagement d'une vie à vivre désormais comme un fardeau. Puisque le regard désespéré et terrifiant de l'autre semble clairement lui signifier que « s'il doit mourir, autant qu'il meure à cet instant-là » ; puisque l'autre paraît avoir d'ores et déjà inscrit cette mort dans sa propre réalité, le plus infime fantasme de vie est dès lors annihilé, tout comme ce dernier temps à vivre pour un malade dès lors trop faible pour ne plus se couler dans ce regard de mort ou pour contraindre l'autre à croire encore en lui.

À l'inverse, ce regard terrifié peut engendrer chez le malade un dernier sursaut, totalement étranger à sa lutte contre la mort mais intrinsèquement lié à sa relation à l'autre : son combat ne s'assimile plus à une lutte en solitaire pour tenter de « sauver sa peau » mais vise à conserver le regard de l'autre. Il tente d'annihiler cette détresse et cette peur, pour ne plus le voir souffrir, pour l'empêcher aussi de l'abandonner en continuant à feindre de se battre pour le soutenir.

Atténuer la souffrance de l'autre permet aussi au malade d'amoindrir sa propre détresse. Apaiser l'angoisse de la solitude, instiller de l'espoir à l'autre, maquiller « sa peur de la mort » en un « combat pour la vie », s'emparer de tous les moyens susceptibles de faire croire à l'autre qu'il possède encore des ressources insoupçonnées : autant de stratagèmes pour effacer la terreur qui crie haut et fort la mort et l'abandon.

Pour le sujet qui meurt et pour celui qui l'assiste, la confrontation à la mort est le temps d'un inexorable révélateur, celui des dernières armes et des derniers sursauts, tantôt dans l'évitement et le refus, tantôt dans l'authenticité et le partage, mais toujours dans l'incohérence d'une irrecevable souffrance pour tenter encore de lutter ensemble, à la fois pour soi et contre soi, pour l'autre et contre la mort.

## *Le silence-frustration de Jeannette*

Étendue sur le lit, Jeannette attend et écoute le silence ordinaire qui l'assourdit, balayant lentement du regard ces murs trop blancs, impassibles et sourds qui l'étouffent et l'emprisonnent ; une lassitude moite l'enveloppe et l'étreint, alanguissant tout son être dans une torpeur diffuse comme si tout était dit et que plus rien n'avait désormais d'importance. Mais un léger sourire ravive soudain ses lèvres blêmes, éclairant tout à coup ce visage fin, contracté et blafard : son regard s'arrête à l'improviste sur la petite valise qui trône au milieu de la chambre. Elle se sent soudain rassurée et confiante à l'idée que Jean-Marie va venir la chercher, ce compagnon au regard doux et posé qui partage sa vie depuis trois ans. Bien que la passion n'ait jamais été au cœur de leur union, Jeannette se sent bien dans cette relation paisible, tendre et confortable. Mais ces deux années de lutte contre ce cancer, sournois et inflexible, l'ont peu à peu dépouillée de ces nouveaux repères dont elle avait tenté de se faire un rempart, au creux de cette relation à peine esquissée à vivre enfin dans la stabilité d'un avenir souriant et placide. Mais aujourd'hui elle ne sait pas, elle ne comprend plus rien à ce combat impossible et vain qui l'a laissée sans forces, démunie et décharnée, au seuil d'une mort qui l'encercle en grignotant doucement le temps, le sien et celui de Jean-Marie, temps de latence et d'impuissance que les médecins, désormais contraints de baisser la garde, ne semblent plus pouvoir porter en dépit de ces ultimes chimiothérapies épuisantes et illusoires.

Jean-Marie vient la voir chaque jour mais ces longs après-midi que Jeannette guette impatiemment s'étirent en dilatant le silence de ces heures où rien ne se passe ; des heures plus immobiles que ses nuits dépeuplées où elle pense à la mort et à ces matins ensoleillés que Jean-Marie semble avoir oubliés. L'aime-t-il encore ? L'a-t-il jamais aimée ? Il se montre pourtant si prévenant... Elle le trouve même rajeuni et plutôt séduisant malgré ce sourire tendu et crispé qui ne le quitte plus, en dépit de ce regard solitaire et distant qui semble se perdre au loin et se fondre dans le vide… Elle ne sait plus quel sujet aborder pour lui plaire et le faire parler, le voir sourire et s'animer encore en s'emportant comme autrefois. Elle aimerait… Mais le silence s'est établi, un silence informe, ombrageux et menaçant qui lui donne parfois envie de hurler, un silence assourdissant qui semble l'éloigner de lui et la rapprocher de l'inéluctable. Elle va sûrement mourir, bientôt ; elle le sait puisqu'elle sait qu'il a compris et que son regard ne cesse de le lui dire… Trouver la force de briser ce silence meurtrier, le courage de transfigurer ce regard meurtri qui ne peut plus la regarder, qui n'ose pas la reconnaître…

Ce vendredi soir, Jeannette a décidé de rentrer chez elle et de passer le week-end à la maison pour « ranger ses affaires » ; tandis que Jean-Marie l'emmène, prévenant tendrement son pas lourd et hésitant, elle ressent soudain un malaise diffus en surprenant les soignants s'affairant autour d'eux, percevant comme un flottement bizarre sur ces visages à la fois enjoués et sombres, souriants et accablés. Bien qu'ils lui aient confirmé sa prochaine séance de chimiothérapie fixée au lundi après-midi, leurs regards lui paraissent tout à coup étranges et compacts, intenses et tendus, comme chargés d'une émotion nouvelle que corroborent ces embrassades à la fois franches, furtives mais si véhémentes qu'elles lui donnent soudain le goût amer de l'adieu. Tandis que son regard éperdu dévisage sans comprendre, Jean-Marie serre des mains, remercie et rassure, semblant soudain ployer sous le poids de cette petite valise qui l'entrave et ralentit sa marche.

Jeannette a retrouvé sa chambre, ses affaires et ses repères ; rien ne semble avoir changé mais plus rien n'est comme avant. Cette escapade qu'elle désirait si ardemment lui paraît tout à coup insolite et inquiétante comme si, en passant le seuil de la porte, elle en avait franchi un autre plus angoissant encore, dans le définitif et l'irrévocable.

Jeannette ne reconnaît plus son désir, indécis et brumeux ; une infinie tristesse l'envahit et l'oppresse, engendrée par ce découragement qui la terrasse et qu'elle ne parvient plus à nommer. Et pourtant Jean-Marie veille, toujours aussi attentionné et vigilant, prévenant à chaque instant le moindre de ses désirs. Mais ce regard apeuré et fuyant qui semble l'épier sans la voir, ce pas feutré qu'elle ne reconnaît plus, ces coups de fil auxquels il répond d'une voix basse et résignée la terrorisent et troublent ses pensées, annihilant ses dernières forces. Jeannette n'ose plus parler tant Jean-Marie semble avoir peur des mots, comme si chacun d'entre eux devait trahir ses actes, comme si la réalité exigeait le non-dit pour sceller ses pensées et plomber ses angoisses. Jeannette se sent seule ; plus seule qu'à l'hôpital. Et ces deux jours se traînent et n'en finissent pas de s'écouler dans un goutte-à-goutte rythmé par le silence et le vide tandis que ne cesse de croître, dans le regard de Jean-Marie, le tourment du désarroi.

Jeannette s'agrippe au temps qui lui semble définitivement suspendu mais dont elle pressent aussi qu'il s'anime et s'accélère, dans cette immobilité sournoise qui tend à précipiter l'irrévocable issue. Elle n'attend pourtant qu'un signe, un mot ou un regard, un seul geste pour se convaincre que ce retour chez elle n'était pas un leurre mais une démarche nécessaire pour tenter obstinément de sauver encore l'essentiel. Elle n'ose plus parler ni le regarder ; elle a peur de lui faire peur, tant il paraît fragile et vulnérable ; mais elle ne supporte plus de lire l'*absence* dans son regard soumis et résigné.

Le dimanche soir, Jeannette décide soudain de retourner à l'hôpital pour sa séance de chimiothérapie, que Jean-Marie semble d'ailleurs avoir oubliée. Mais en dépit des efforts de son ami pour l'en dissuader et la convaincre qu'une hospitalisation hâtive serait pour l'heure trop pénible, Jeannette se montre inflexible dans sa détermination, en proie à une sorte de fébrilité dans l'urgence. Bien qu'elle ne parvienne pas à en appréhender la cause, elle se sent irrémédiablement poussée à suivre son instinct et à retrouver ces murs trop blancs – mais soudain moins menaçants – dès lors qu'elle a achevé de « ranger ses affaires ».

Jeannette sentait confusément qu'elle ne tarderait plus à mourir mais elle ne supportait pas de se laisser porter par ces regards d'effroi qui l'entouraient, ces regards dans lesquels elle risquait de disparaître avant même de mourir. Jeannette ne souffrait plus de déchiffrer sa propre absence dans le regard des autres et encore moins dans les yeux de son ami, pour qui elle se mit alors en devoir de lutter, à sa manière, ranimant en elle les dernières forces physiques et psychiques que le désespoir maintenait encore en éveil. En refusant de se laisser cahoter entre vie et mort, Jeannette décidait intuitivement d'agir, de demeurer dans l'être plutôt que dans le néant, de privilégier l'action et le mouvement en bravant le temps et en le défiant par deux fois. En souhaitant d'abord rentrer chez elle « ranger ses affaires » puis en imposant son retour à l'hôpital pour y subir sa chimiothérapie, Jeannette tentait désespérément de secouer la torpeur des regards, de provoquer la stupeur et l'étonnement sur ces visages résignés, incapables désormais de taire l'inéluctable. Jeannette ne souhaitait rien d'autre qu'un regard différent pour que son ami parvienne à ne pas estomper ce temps avant-la-mort, ce temps où il lui semblait que le partage, bien qu'altéré et amoindri, était encore possible, ce temps sans avenir mais doté d'un présent que la vie ne lui avait pas encore ravi.

En retournant auprès de lui, Jeannette espérait pouvoir redonner vie à leur relation, reconstituer cette ossature vitale que la maladie avait fragilisée et que la mort ne tarderait pas à leur dérober. Mais cette relation encore jeune et faillible, aux racines trop peu profondes, n'eut pas le temps de se forger un passé suffisamment robuste pour empoigner le présent et en affronter les tourmentes, un passé apte à solidifier l'avenir en renforçant les fondements mêmes d'un édifice inachevé.

Cette relation de tendresse ne sut résister, le moment venu, au vent de tourmente qui la balayait, consumant ce temps précieux de l'authenticité. Mais si Jeannette ne doutait plus que l'avenir de son ami se préparait sans elle, elle s'acharnait pourtant à préserver un passé vécu dans le partage d'une promesse faite d'espoirs et de projets pour sauvegarder le présent, seul garant possible de sa propre réalité et dernier bastion contre le néant. En voulant « ranger ses affaires », Jeannette tentait en quelque sorte de ranger sa peur de mourir, de la fixer pour ne plus y penser, de la remiser en l'isolant hors du temps et de l'espace. Elle s'autorisait à l'abandonner à elle-même en ranimant enfin un présent à la fois réel et imaginaire mais dont l'angoisse de mort serait exclue et bannie des regards. En voulant « ranger ses affaires », Jeannette ne projetait certes pas d'ordonner son futur immédiat pour l'agencer et l'organiser par crainte de l'imprévu, car sa démarche s'avérait en fait bien plus périlleuse : par ce subterfuge concret et tangible, elle espérait ainsi aménager – tout en le réchauffant – ce présent encore à vivre en rangeant ses douleurs, ses souffrances et ses angoisses, en les rassemblant pour les contenir hors de cette relation de tendresse qui seule paraissait encore en mesure de la porter jusqu'au bout.

En rangeant sa peur de mourir, Jeannette croyait aussi pouvoir amoindrir le désarroi de son ami pour que son regard puisse se détourner du gouffre et parvenir à transposer leur relation passée dans ce présent toujours vivant. En retournant auprès de lui et en resurgissant dans un contexte familier et sécurisant grâce auquel leur relation pourrait encore se soustraire à l'inexorable, Jeannette espérait encore métamorphoser ce regard en y abolissant l'avenir au profit du passé pour restituer enfin un sens au présent. Mais cette entreprise désespérée ne parvint pas à modifier le cours d'une lente rupture entamée dans le silence et consommée dans l'effroi. Dès lors que le silence, la terreur et l'immobilité s'affirmaient comme les signaux tangibles d'un échec avéré que ce regard égaré lui transfusait à son insu, Jeannette décida, pour assoupir la douleur de cette insoutenable faillite, de jeter ses dernières forces dans un ultime combat en retournant à l'hôpital : cette nouvelle séance de chimiothérapie représentait désormais le symbole d'une lutte toujours possible pour entretenir l'espoir, improbable et insensé, que la mort n'avait pas encore gagné la partie puisque Jeannette disposait encore d'une arme, d'un ultime subterfuge pour induire implicitement son ami à croire qu'elle y croyait encore afin de l'autoriser à y croire à son tour : « Mon unique espérance est dans mon désespoir[1] », semblait murmurer Jeannette pour continuer à feindre de se battre, pour combler le présent et alimenter le regard de son ami d'un projet qui devenait, pour chacun d'eux, crédible et illusoire, pour repousser la mort réelle et à venir mais, plus encore, pour réfuter cette mort symbolique que lui renvoyait le regard brisé et déjà lointain de son ami.

Si le retour à domicile de Jeannette constitua pour tous les soignants un aveu, implicite et résigné, d'une certaine acceptation à mourir auprès des siens, son retour à l'hôpital et sa détermination soudaine les laissèrent pétrifiés et démunis. Car Jeannette désirait coûte que coûte remplir ce temps « mort » où tout risque parfois de se défaire, entamant alors un

1. Jean Racine, *Bajazet*, 1, 4, c'est Atalide qui parle.

à un des fils si ardemment tissés. Jeannette n'avait plus qu'un espoir : transfigurer le visage de son ami et parvenir à lui instiller l'illusion d'un projet auquel elle-même ne croyait plus. Elle ne visait qu'à rallumer enfin son regard en le poussant à la soutenir encore dans ce qu'elle estimait plus fort et plus douloureux que l'approche même de la mort : la sauvegarde d'une vie qui n'était plus la sienne mais celle d'un couple, la réhabilitation d'une aventure tronquée et la crédibilité de leur union, quel qu'en soit le stratagème. L'être qui va mourir attend « qu'on ne se soustraie pas à cette relation, à cet engagement réciproque qu'il propose presque secrètement, parfois à son insu. Alors que les liens qui l'attachent aux autres sont sur le point de se défaire absolument, il est paradoxalement soulevé par un mouvement puissant, à certains égards passionnel. Par là, il sur-investit ses objets d'amour car ceux-ci sont indispensables à son dernier effort pour s'assimiler tout ce qui n'a pu l'être jusqu'ici dans sa vie pulsionnelle, comme s'il tentait de se mettre complètement au monde avant de disparaître.[1] »

Ainsi Jeannette s'acharnerait, jusqu'à son dernier souffle, à maintenir en Jean-Marie l'illusion d'un combat auquel, par amour pour elle, elle espérait qu'il accepterait de se joindre pour combler ce temps dont il ne savait plus que faire. En se soumettant à cette nouvelle chimiothérapie et en dépit des risques qu'elle encourait, c'est Jeannette et elle seule qui redonnait ainsi du sens à ce temps. Elle maintenait en lui cette parcelle d'espérance pour ne pas mourir « avant », pour épargner et garder intacte une relation à laquelle Jean-Marie semblait déjà vouloir échapper dans la projection d'un douloureux avenir dont Jeannette serait désormais exclue.

Mais Jean-Marie ne parvint jamais à concevoir l'inévitable changement de registre, à intégrer le drame au cœur d'une relation bien trop fragile pour que s'y insère déjà le désespoir. Ces quelques années d'un paisible bien-être, qui lui paraissaient soudain si restreintes et fugaces au regard de ce temps de la maladie et de l'approche de la mort, ne purent l'aider à porter son couple ni à supporter le présent, seul temps dont la reconnaissance aurait pu le conduire vers l'acceptation d'une absence et d'une solitude à venir. Car cette soudaine irruption d'un « obstacle » en forme d'écueil qui entravait soudain un avenir calme et confiant, cette rupture précoce, faisaient naître en lui – outre cette immense détresse et cet insupportable dénuement – une sorte de rage intérieure et de fureur réprimée, engendrées par un sentiment de frustration qui saillait de toutes

1. Michel de M'Uzan, *De l'art à la mort*, Paris, Gallimard, 1977.

parts et qu'il ne parvenait pas à contenir. Mais sa « réponse » à cette frustration, ne pouvant trouver de résonance que dans une forme ouverte d'agressivité, devenait dès lors inconcevable, ainsi assujettie à une situation aussi cruelle et désespérée. Incapable de diriger cette agressivité envers Jeannette – objet impuissant du drame qui le blessait – ni de retourner cette hostilité contre lui-même, Jean-Marie exprima cette agressivité manifeste et indicible au moyen de la seule forme d'expression qu'il croyait encore capable d'épargner Jeannette tout en atténuant sa propre peur du vide. Par un silence qu'il voulait neutre et lénifiant, Jean-Marie déversait sa rancœur et son ressentiment contre la vie, son amertume et son animosité contre le sort et l'adversité, sans se douter que ce silence constituait pour Jeannette la forme la plus puissante de désamour. Jean-Marie ne sut pas appréhender et moins encore contenir la virulence destructrice d'un silence-rejet qui consumait Jeannette mais qu'elle tentait à tout prix de faire exploser afin de redonner vie à leur relation et de renaître peut-être elle-même, une dernière fois, avant de mourir.

## *Un présent à vivre*

Ce temps suspendu et insaisissable entre une vie qui se retire déjà mais languit encore et une mort qui s'affirme, ce temps-hors-du-temps s'avère toujours pour l'entourage impossible à concevoir hors d'une globalité temporelle à laquelle il tend toujours à se référer pour se prémunir du vide.

Le présent, souvent vécu (dans le moment même) comme un passé en puissance, ainsi réduit à ne prendre corps que dans la perspective sécurisante d'une projection dans l'avenir, ne serait alors qu'un moment invivable, un temps de frilosité labile et fuyant si « la vraie générosité envers l'avenir [ne consistait pas] à tout donner au présent[1] ». Mais pour parvenir à cette générosité propre à mettre entre parenthèses la réalité de son propre avenir et l'irréalité de l'absence de l'autre, pour redonner vie au présent en privilégiant *la parole* au détriment du silence destructeur, peut-être faut-il accepter de défier l'inconnu en se coulant jusqu'au fond

1. Albert Camus, *L'homme révolté*, Paris, Gallimard, coll. Idées.

de soi. « Aller jusqu'au bout, ce n'est pas seulement résister, mais aussi se laisser aller.[1] » Mais Jean-Marie ne parvint jamais à se laisser submerger par cette générosité, à offrir à Jeannette un ultime présent en lui faisant don de son temps à lui, c'est-à-dire de son propre présent.

Favoriser l'existence et l'autonomie de ce présent à vivre dans un partage d'humilité à l'encontre du temps, accepter un présent spolié de son devenir, c'est permettre précisément au malade de vivre sa propre réalité en naviguant entre les différentes phases de son temps. C'est consentir à le laisser osciller à son rythme entre le passé, le présent et le futur sous la forme d'un *présent* atemporel qui engloutirait toutes les phases du temps.

C'est l'accompagner dans cette perpétuelle hésitation entre un présent-présent – apaisant et rassurant, qui lui permette de se détourner non plus de ce qu'il ne veut pas savoir mais de ce qu'il se refuse désormais à entendre – et un présent-futur violemment projeté dans un devenir où la réalité fulgurante et imprévisible le rattrapera souvent, prenant à l'improviste le pas sur un présent furtivement préservé. Prendre en compte ce temps, c'est autoriser le malade à « souffler » un peu en donnant corps à ses fantasmes au sein d'un présent-présent d'oubli momentané et consolant qui, sans annihiler la réalité, est alors apte à redonner vie au passé – ainsi évoqué dans une douce nostalgie –, ou, à l'inverse, imaginer un présent-futur fictif peuplé de projets de vie irréalisables mais envisagés et conçus dans un « à vivre » d'une réalité-fantasme tout aussi authentique.

L'entourage ne ménage pas ses efforts pour redonner vie à ce temps présent et tenter de lui restituer sa valeur qualitative. Il n'est cependant pas – parce que bien-portant et pourvu d'un avenir – le plus « fort » dans sa relation à l'autre. La vigueur dont certains êtres sur le point de mourir font montre pour continuer à diriger et maîtriser leur relation à l'autre paraît parfois si virulente qu'elle constitue souvent une insaisissable et douloureuse énigme pour l'entourage, comme si la mort devait à ce point transfigurer le malade qu'il lui faille se présenter nu devant elle. Dérouté par le changement physique qui s'opère sous ses yeux, l'autre redoute – tout en l'attendant – l'inévitable désordre psychique inhérent au souffrir de cette informe angoisse de mort. Mais lorsque la plainte réprimée s'affiche en contrepoint de la fragilité physique, lorsque l'énergie et la volonté perdurent au travers de l'expression des désirs, alors le regard de l'entourage se brouille dans cet impossible à entendre, tiraillé entre cet être dont tout le corps « sans défense » semble appeler au secours et cet

---

1. Albert Camus, *Carnets*, Paris, Gallimard.

autre « défendu » toujours entier et ramassé sur lui-même dans une relation inchangée à l'autre.

Pourtant, aucun être ne saurait concevoir cette fin hors de la souffrance ni vivre cette rupture sans frissonner d'effroi, dès lors que ce temps qui presse s'annonce si redoutable. Mais lorsqu'un être parvient toutefois à taire cette rupture, lorsqu'il étouffe l'expression même de la plus infime angoisse alors que l'autre n'aspire qu'à l'échange et à l'ultime partage, il faut peut-être que cet être qui va mourir soit à même de puiser en lui des motivations secrètes et presque clandestines, pour soi, pour l'autre ou pour ce soi-autre.

## *Le silence-complicité de François*

C'est au cœur de cette énigme que se débattait Danièle, à l'intersection de ces deux êtres qu'elle ne parvenait désormais plus à rassembler pour reconstituer cet homme antinomique dont le corps tout entier côtoyait déjà la mort tandis qu'il paraissait ne rien voir, ne rien sentir, ne rien percevoir de cette finitude, de cette dispersion de soi et de cet impossible hiatus entre sa vie à lui, qui s'en allait sans bruit, et sa souffrance à elle.

Danièle faisait partie de ces femmes à la fois douces et craintives, à la séduction discrète et paisible, empreinte d'une charmeuse assurance mais que semblait démentir la fragilité d'un regard sombre et anxieux. Embarrassée et confuse, elle avoua qu'elle avait, « à bout de forces », consenti à aller chercher secours auprès d'un tiers, tentant ainsi de justifier auprès de la psychologue une démarche qui lui paraissait presque incongrue et déplacée.

Après un long silence où semblaient prédominer la gêne et le regret, elle fut prise d'un désir incoercible de parler, de raconter son désarroi et sa peine tandis qu'elle semblait en même temps répugner à se livrer, hésitant au début de chacune de ses phrases comme si elle s'apprêtait à trahir un secret pour enfin consentir à s'ouvrir à celle qui voulait bien l'écouter, qui acceptait ses larmes et son trouble, devant laquelle elle s'autorisait enfin à laisser libre cours à une souffrance qu'elle ne parvenait pas à circonscrire tant elle lui semblait inavouable :

> « François – c'est mon mari – est hospitalisé dans l'un des meilleurs services de chirurgie. Il a… un cancer digestif : je crois qu'il n'y a plus rien à

faire… Il est jeune, vous savez, il a tout juste 40 ans, comme moi… Il était… il est ingénieur, il a fait Centrale : François adore son travail et il a d'énormes responsabilités. Vous savez, avant de tomber malade, il aimait beaucoup sortir, il adore le théâtre d'avant-garde et l'art contemporain ; il trouvait toujours le temps pour tout faire, même pour aller voir les professeurs des enfants… Il aime la nature aussi et il sait reconnaître toutes les plantes : il passait parfois des heures à faire partager son savoir aux enfants... Mais rien n'importait plus que leurs études et la réussite scolaire de ses fils : il pouvait passer des dimanches entiers à leur faire réviser les maths ou la physique sans jamais baisser les bras... Parfois, quand je déprimais un peu – vous savez, le métier d'enseignant… – il ne disait rien, il ne semblait rien voir de ma fatigue ou de mon épuisement moral ; et puis le soir même, sans prévenir, il nous invitait au restaurant, comme ça, et il nous racontait des histoires drôles et on riait… Mais il nous communiquait une réelle angoisse à la période des bulletins scolaires : une seule note médiocre le décevait au point qu'il nous semblait que le monde entier allait s'écrouler… Mes fils adorent leur père et l'admirent beaucoup mais je crois aussi qu'il le craignent un peu. C'est difficile, vous savez, il est fort en tout, il a toujours su prendre en main les situations les plus délicates, il a toujours su gérer sa vie et sa famille, qu'il adore plus que tout ; il m'a complètement déchargée des responsabilités matérielles et il s'en occupe comme du reste : avec aisance et simplicité… Je sais qu'il m'aime... Enfin, je crois... C'est lui qui m'a poussée à préparer mon doctorat, il m'a beaucoup aidée à tenir et à réussir... Les médecins disent qu'il n'y a plus rien à faire, que c'est une question de mois… Il paraît qu'ils veulent le transférer dans un autre service mais François s'y refuse ; il m'a clairement dit qu'il ne changerait pas d'étage : il veut rester dans ce service où il est hospitalisé depuis le début… Il ne me parle jamais de sa maladie et il refuse que j'en parle. Il m'a interdit aussi d'en parler aux enfants : il affirme qu'il est inutile de les perturber, qu'il en parlera lorsqu'il rentrera à la maison, une fois guéri... Mais il ne va pas guérir, je sais qu'il le sait ; pourquoi refuse-t-il alors d'aborder le sujet ?

Je ne sais plus quoi dire aux enfants : l'aîné ne me pose jamais de question, il vient voir son père dès qu'il peut mais il n'en parle jamais ; il passe son temps à étudier – il prépare les Grandes écoles et il est très brillant, vous savez – mais son frère est souvent mal à l'aise : il amorce parfois une question et change aussitôt de sujet… Qu'adviendra-t-il quand leur père ne sera plus là ? J'aimerais qu'il leur parle ou qu'il m'autorise au moins à en parler avec eux… Je n'en peux plus de souffrir toute seule sans pouvoir lui dire que je ne veux pas qu'il s'en aille, que j'ai besoin de lui, que je l'aime : je dois lui dire tout ça pour pouvoir continuer après, pour essayer de soutenir les enfants et leur faire accepter l'absence de leur père, pour ne pas mourir, moi aussi... Mais il se comporte toujours comme si rien n'avait changé, comme si rien ne devait changer, comme s'il n'allait pas mourir !

Il me fait même des compliments sur mes tenues vestimentaires en me poussant à plaire, comme avant ! Il s'inquiète des résultats scolaires des enfants et, comme avant, il demande des nouvelles des amis, des voisins, il réclame les factures que j'ai omis de lui apporter !... Je n'en peux plus de faire semblant… Quand je suis avec lui, j'ai envie de pleurer, de crier et il me regarde en souriant, de son œil rieur et serein ou soudain inquiet et sérieux si quelque chose de notre quotidien le préoccupe... J'ai compris que je devais me taire, j'ai compris que c'est ce qu'il veut, mais pourquoi ? Comment faire aujourd'hui dans le silence et demain dans l'absence ? François va mourir, je sais qu'il le sait tout comme il sait que je sais… Je ne comprends plus qui je suis, où je me situe par rapport à lui, à mes enfants, à sa maladie et à la mort… Je voudrais lui dire… »

Par cette démarche effectuée dans la douleur et l'amertume, Danièle était moins venue chercher des réponses à des questionnements (qu'elle n'avait osé extérioriser jusqu'alors) que l'autorisation d'exprimer ses interrogations et ses souffrances. Cela constituait en soi la seule forme de libération possible, une sorte d'auto-permission à transgresser « secrètement » un interdit que le véhément silence de François lui imposait et que, par amour pour lui, elle avait consenti à respecter au sein de la cellule familiale mais qu'elle ne parvenait plus à contenir dans le silence de sa solitude.

En acceptant de s'incliner devant l'ineffable puissance du non-dit, elle se sentait acculée à devoir contourner cette force, à s'adresser en dernier ressort à un tiers pourvu qu'elle puisse dire et déposer l'inacceptable, pour sa propre survie et celle de ses enfants, par amour pour eux et pour cet avenir à trois, désormais inique et tronqué. Car elle ne doutait plus que ce silence la précipiterait dans cet abîme d'une impuissance solitaire et cruelle tandis que François s'en allait déjà, emportant subrepticement dans ce mutisme son énergique autorité et cette apaisante solidité, ne lui laissant que sa propre faiblesse sur laquelle elle devrait, en dépit de tout, s'appuyer « pour ne pas mourir ».

Mais tout en s'enchaînant à la volonté de François de vivre et faire vivre aux siens sa propre mort comme un « accident » sur le parcours de leur vie, Danièle tentait de délier l'étau du silence. Cet étau enserrait sa peine et son tourment de ne pouvoir accompagner son mari tout au long de cette phase ultime, tout en aspirant à ce que lui-même consente à la guider un peu, à l'aider à entamer ce long chemin sans lui. Elle le poussait à baisser la garde pour un ultime échange dans le dit et l'authenticité, qui préfigurerait un transfert des potentialités – et non pas des pouvoirs, qui s'inscrivaient, eux, dans son avenir à elle. En l'incitant à ce lâcher prise dont elle recueillerait alors les forces désormais assiégées par la mort, elle croyait pouvoir pallier ses défaillances et sa faillibilité, se prémunir aussi contre cette autre angoisse qu'elle percevait désormais liée à l'inéluctable déstructuration d'une cellule familiale que l'attitude de François semblait s'acharner à défaire avec une opiniâtreté inébranlable. En se confiant à un tiers, Danièle consentait par là-même à abandonner implicitement sa lutte contre ce silence destructeur, se contentant d'exposer « une » réalité à laquelle elle se conformerait en dépit de cette douloureuse incompréhension, en dépit de sa plainte étouffée et de cette peur terrifiante. Jamais, dans le passé, François n'aurait permis que cette plainte fût exprimée dès lors qu'il l'aurait fait taire en l'assumant et en la portant comme toujours au creux de sa propre force.

Danièle s'était résignée à se résigner car elle ne pouvait ignorer qu'elle attendait de François l'impossible, quelque chose de l'ordre de l'improbable et de l'irréel. Consciente de s'être toujours « accommodée » de cette relation particulière d'où ne jaillissait que la maîtrise alliée à une paisible puissance au détriment de l'émotion, elle savait aussi le pouvoir de cette force protectrice qui lui avait tenu si chaud durant toutes ces années.

Mais peut-on entendre le désir de l'autre, le respecter et s'y soumettre en parvenant à oublier ses propres souffrances ? Peut-on parvenir à accepter de se conformer à un message transmis dans l'ineffable, qui acquiert une puissance phénoménale dans le non-dit ? Peut-on s'assujettir à un vouloir sans en appréhender le moteur essentiel et la substance vitale pour l'autre ? Peut-on taire son propre désir tout en le revendiquant, accepter sans comprendre, tout simplement, par amour pour cet autre que la mort ne restituera jamais ?

Et pourtant, sans jamais parvenir à étouffer sa détresse, Danièle souscrira au vœu de François de refuser son transfert dans un service explicitement lié à l'irréversibilité d'une mort qu'il veut continuer à taire. Elle ira jusqu'à renchérir sur ce désir impérieux et manifeste auprès des soignants, comme pour se convaincre que ses souffrances, provoquées et entretenues par ce douloureux silence, n'ont pas été totalement vaines : sa démarche volontaire de contribuer à entretenir l'illusion de l'inaltérabilité de l'état de santé de François constituera dès lors la portée symbolique de son amour pour lui.

Mais ce silence exigé et requis par François demeure source d'effroi pour Danièle lorsqu'elle ne parvient plus à en appréhender l'impact psychologique sur ses fils. Ceux-ci semblent s'être immergés dans un paisible « quotidien » pour mieux s'exclure d'un douloureux « présent » dans leur refus de pénétrer, chacun à sa manière, dans la sphère du dilemme de leur mère. L'attitude du fils aîné (qui semble confirmer les promesses d'un brillant avenir professionnel si ardemment édifié par son père) démontre, sans aucune équivoque, sa capacité à capter le message paternel – ne pas transgresser la loi du silence que ce « double » du père semble accepter en bloc, sans l'ombre d'une question et moins encore d'un questionnement. Ainsi parviendra-t-il à dénier le trouble de l'émotion, l'incohérent désarroi et le désordre du cœur, à se détourner de cette angoissante introspection porteuse de doutes et de souffrances en façonnant sa conduite et ses agissements sur le modèle paternel, en se maintenant dans le registre des valeurs prônées par lui jusqu'alors pour refuser, comme François, de se laisser bousculer dans cette confortable stabilité édifiée et instaurée... par son père. C'est dans ce registre et à ce prix seulement que le fils aîné se sentira alors apte à « rejoindre » son père au travers d'un rapprochement basé, non plus sur la verbalisation de la souffrance, mais sur une requête implicite de continuité. L'annihilation de cette fracture inhérente au concept de mort l'autorisera alors, le moment venu, à réaliser ce vœu exprimé dans le silence par son père : respecter ce désir de pérennité de voir son fils reprendre tacitement le flambeau, sans heurt ni plainte, sans rupture manifeste ni blessure apparente.

Le fils cadet en revanche, plus jeune et plus fragile, qui s'identifie moins au père, se trouve écartelé entre les deux attitudes antinomiques de ses parents, complètement immergé dans l'ambivalence du rationnel et de l'affect. Tenté parfois d'enfreindre ce puissant veto en dépit d'un respect et d'une admiration intactes à l'endroit de son père, il finira lui aussi par se conformer à cette loi du silence. Il optera alors pour un « non-choix » en prenant le parti de son frère aîné, auquel il tentera à son tour de s'identifier tout en se résignant à ne plus être, à l'égard de sa mère, dans une relation ouverte dans le dit et le partage.

En contraignant ses proches à respecter jusqu'à la fin ce discours-illusion, François s'évertuait à atténuer leur souffrance et tentait d'étouffer la sienne. Ce silence imposé constituait moins pour lui l'expression d'un mal-être ou d'un impossible à dire que la traduction d'un interdit : taire un désespoir qui n'aurait pu qu'accroître la détresse de Danièle, ainsi alourdie d'une double souffrance qu'il se défendait, de toutes ses forces, de lui imposer. En se maintenant dans le domaine de la maîtrise, François cherchait – tant dans sa confrontation à la mort qu'au sein de son couple (implicitement instauré sur ce registre bien avant la maladie) – de se protéger et de protéger les siens d'un imprévisible glissement vers toute forme de régression, mécanisme de défense qu'il aurait vécu dans l'insoutenable enfer du morcellement de soi dans sa relation à l'autre.

Percevant sans doute que l'abandon de la maîtrise aurait certainement constitué la perte la plus douloureuse et l'échec le plus cruel face à la mort, François s'était appliqué à regarder au-delà de lui-même et de son propre devenir, par-delà le seul écueil de sa vie, en déplaçant ses projets d'avenir sur ses proches, en tentant de se reconstituer au sein du seul schéma acceptable. S'il essayait encore de transmettre sa force aux siens pour qu'elle les accompagne sans faille, sans rupture ni fausse note au-delà de sa propre mort – comme il s'était toute sa vie attaché à le faire –, c'est qu'il s'était peut-être convaincu que l'on ne peut mourir sans laisser derrière soi un fragment de sa propre histoire.

Par ce silence destructeur pour l'autre mais vecteur d'un continuum de vie pour lui, François s'était préparé à la mort en s'appuyant sur la double nécessité d'une auto-protection résolument tournée vers l'autre. Grâce à elle, il sut protéger les siens et les accompagner en étouffant sa plainte ; grâce à elle aussi, il parvint à sauvegarder une part de lui-même en se prolongeant à travers eux, tant « il n'y a pas d'oubli de soi qui ne s'avère payant pour le soi, pas de prodigalité sans compensation, pas de générosité qui ne soit en sous-main et symboliquement gratifiante, pas d'offrande, enfin, qui ne trahisse le besoin impérialiste d'agir sur l'Autre et de le posséder ». Tant il est vrai de même que l' « on parle d'amour pour l'apothéose du souci de soi, et pour le souci de l'Autre poussé à son paroxysme[1] ».

François meurt après s'être « reconnu » dans ce soi-autre incarné par ce fils aîné. Il meurt en lui livrant sa vie et ses forces, ses espoirs et ses certitudes ; en lui confiant le reste de la famille tout en le suppliant de parvenir à le remplacer un jour. Ce fils devra intégrer cette image du père pour le restituer tel qu'en lui-même. Cette image intacte que seule la mort, définitive et inéluctable, pouvait encore briser, permettait de faire perdurer un avenir vivable pour eux, au-delà des mots et des peurs, par-delà l'imposante et ineffable absurdité de la vie qui échappe un jour au contrôle et à la volonté de l'homme.

## Un sens au silence

Chaque être doit ainsi, à l'orée de la mort, « repenser » sa conception du temps, y englobant un futur qui se fera sans lui. Car plus que tout être

1. Alain Finkielkraut, *La sagesse de l'amour*, Paris, Gallimard, 1984.

au monde, l'homme qui va mourir ne peut « penser le futur sans penser à [sa] fin : aussi, toute pensée du futur est-elle angoisse, et toute angoisse est-elle, par essence, tournée vers le futur[1] ».

C'est dans la perception de l'amputation de l'un de ces trois temps vitaux que s'inscrit alors le non-dit : expression ultime de l'angoisse liée au néant du devenir, le silence s'établit et se forge dans un présent, déjà perçu lui-même comme un passé révolu. Entravé par l'absence de futur, le présent s'efface pour laisser place au silence qui renverra dos à dos présent et futur ; ceux-ci s'entrechoqueront au point où la *parole* sera vécue comme l'expression même de la mort.

Car le silence s'impose d'abord comme reconnaissance de la béance à venir ; il est entente tacite de ce qui ne sera plus, il est aussi dérobade face à la peur de l'engluement des mots. Le silence fait refluer l'essentiel qui – parce qu'il est attente de l'irréversible – devient l'incommunicable, ne laissant affleurer que les certitudes liées au passé ou aux projets de vie à fantasmer à travers l'autre. Le silence s'affirme alors comme le choix le plus digne au regard de la vacuité des mots dès lors qu'il y a absence de réponse à l'irrévocable et au définitif. Le silence se renforce par la seule étendue de son champ d'action : il contient à la fois le « pourquoi ? » et le « à quoi bon ? », à la fois le questionnement – superflu et stérile – et la réponse – illisible et introuvable.

Et pourtant, chacun des silences de cet être qui souffre – proche/regardant ou malade/regardé – sera porteur d'un désir ineffable, d'un effort « surhumain » pour recomposer ce présent. Quel que soit le prix en renonciations ou en pertes, il faut parvenir à redonner un « sens » à sa propre histoire désormais à « contre-sens » de celle des autres, à sauver sa relation à l'être aimé. Le douloureux silence des proches tentera de préserver le malade de leur propre frustration, et permettra aussi au malade d'y lover son désir d'éternité ou plutôt son fantasme d'un présent éternel.

Clef de voûte du désarroi, le silence est toujours l'expression d'un dit (même évidé de mots), l'*absence de la parole* n'étant jamais défaut de signifiance. Bien que le plus souvent indéchiffrable pour l'autre, le silence peut être décodé par l'être aimé sur lequel le malade tente de faire reposer la confiance de toute une vie. Car le silence, si douloureux soit-il, demeure toujours un appel, un temps et un espace de révélation, un subterfuge pour communiquer l'incommunicable, pour transmettre l'inef-

1. Ferdinand Alquié, *Le désir d'éternité*, Paris, PUF, 1943.

fable, un procédé d'urgence en forme de supplique pour implorer l'autre de respecter les fondations d'une relation antérieure qui lui permette de mourir dans la dignité, gardienne de l'estime de soi et de l'amour de l'autre.

Par son silence, le malade presse l'être aimé de se laisser aller à la complicité, cette « entente profonde, spontanée et souvent *inexprimée* » entre deux êtres ; il le supplie de fermer les yeux sur ses chimères, ses illusions et ses impostures, il le conjure enfin, au nom de leur relation, de se figer dans l'immuable, de s'immobiliser dans une fixité qui l'apaise et le console. Car le malade qui sait qu'il va mourir doit pouvoir continuer à poser son regard sur un être de vie dont la mouvante stabilité le renvoie à sa propre vie et à son être tout entier, il veut pouvoir s'appuyer sur cet être de certitude qui pacifie sa détresse en lui permettant de demeurer dans une relation connue grâce à laquelle il pourra accepter cet autre lui-même qu'il ne reconnaît plus.

Mais l'être qui va mourir ne quémande ni pitié ni compassion, il n'aspire qu'à une reconnaissance implicite de son bouleversement intérieur par le biais de l'immutabilité de l'autre. Il lui demande de protéger l'inaltérabilité du présent afin de pouvoir lui-même évoluer dans son propre labyrinthe d'incertitudes et d'angoisses muselées. Alors, appelant à la rescousse de ce temps présent d'autres temps vécus par lui ou supposés à-vivre par l'être aimé, il n'a souvent d'autre alternative que de participer à l'édification des projets de vie inscrits dans le devenir de ses proches ou, à l'inverse, de renouer avec son passé en laissant affleurer ses souvenirs afin que le silence qui fait escorte au présent devienne au moins parole dans l'évocation du temps passé. « Alors que le futur contient notre mort, le passé contient notre être. Là est tout ce que nous avons été, toute l'histoire de notre vie, tout ce qui donne un contenu à ce que nous pensons lorsque nous disons moi. Aussi toute image du passé est-elle émouvante et belle. Les moindres détails s'y colorent d'une lumière de légende, propre aux spectacles que nous pouvons contempler sans agir. Délivrée de l'action et rendue au repos, notre pensée coïncide avec son contenu, se sent conforme au réel lui-même. Elle retrouve sa certitude et sa personnalité. Comment s'étonner dès lors que nous préférions ce calme et cette joie aux incertitudes du risque, et cet être qui fut le nôtre à ce qui sera notre néant ?[1] »

---

1. Ferdinand Alquié, *Le désir d'éternité*, Paris, PUF, 1943.

## *Le silence-alliance de Renée*

Il n'avait d'yeux que pour elle. Elle le regardait avec tendresse. Les années avaient à peine flétri l'abondante chevelure rousse et triomphante de Renée tandis que seule avait réchappé à la calvitie d'Albert une petite moustache grise et maladroite. Passionnée par son métier sur lequel elle pouvait se montrer intarissable, Renée s'en était fait une seconde peau, conjuguant ainsi les exigences de force et de souplesse qu'il requérait à un tempérament volontaire, facétieux et attachant. Car son imposante corpulence procurait cette chaleureuse et rassurante quiétude qu'induit la perception immédiate de la vigueur et de la robustesse en même temps qu'elle générait une forme de crainte respectueuse.

Deux forces contradictoires et complémentaires semblaient simultanément émaner d'elle, complexité dont elle s'enorgueillissait secrètement et sur laquelle elle aimait jouer avec humour et malice. Elle savait en effet fondre cette autorité naturelle qui se dégageait d'un physique intimidant et majestueux dans l'extrême bonté que traduisait la douceur de son visage, tout comme elle parvenait à allier un timbre de voix autoritaire et parfois tranchant à cet espiègle et indulgent plissement des yeux qui assouplissait alors chacun de ses mots comme pour les désavouer implicitement. Ce jeu d'une extrême mobilité mettait ainsi à profit une forme de complicité qu'il fallait aller chercher au-delà des apparences mais qui constituait toutefois pour elle une indispensable carapace, un atout vital dont elle entendait bien ne jamais se départir. Renée était directrice d'école.

Aujourd'hui habillée et maquillée avec soin, elle était prête à donner le change si ce n'était cette imperceptible lassitude qui endolorissait chaque jour son regard et dont Albert notait, peu à peu, l'implacable progression. Mais à cet instant-là, Renée était d'humeur plaisante et enjouée et entendait bien le rester : c'était un jour de fête... Prévenant et fébrile, Albert disposait avec précaution ses achats sur la petite table : jus de fruits, petits fours et champagne trônèrent alors au milieu de la chambre et Renée contempla la scène à la fois avec aise et sagacité. En revanche, elle ne se montra pas ravie en voyant les verres en plastique qui ne lui parurent pas de bon ton en la circonstance et elle en fit gentiment le reproche à Albert. Elle lui suggéra de retourner acheter quelques boissons, craignant soudain qu'il n'y en eût pas suffisamment, pour le rappeler aussitôt afin qu'il l'aidât à remonter ses oreillers. Majestueusement installée sur son lit dont elle usait comme d'une estrade inespérée, elle s'apprêtait et se rassemblait pour le rassemblement : dans quelques minutes sa chambre serait pleine de monde dès lors qu'elle avait fait savoir, avec ce large sourire complice, chaleureux mais sans appel, que tous – de l'aide-soignante au chef de service – se devaient d'être présents : Renée fêtait sa rémission.

Soudain son regard se voila, ses lèvres se crispèrent et un sentiment de panique, violent et fugitif, l'étreignit : et si quelqu'un se mettait à parler ? Et si l'un d'entre eux oubliait son serment ? Renée jeta un regard attendri à Albert qui continuait à s'affairer autour de la table ; il avait l'air si heureux de lui faire plaisir ! Mais si jamais... Non, c'était impossible, elle avait fait jurer à toute l'équipe soignante de ne jamais contrevenir à son désir, de ne jamais induire chez Albert le moindre doute sur le diagnostic qu'elle avait elle-même posé à son intention, conjurant les soignants de ne jamais transgresser cette règle dans leurs échanges avec Albert. Avec autorité, tendresse et humour, elle les avait priés de respecter ce souhait, d'accepter cette confidence entre elle et eux, comme l'un de ces petits secrets que l'on partage avec l'enfant pour épargner l'adulte qui risquerait de ne pas comprendre... Qu'importe le temps que durerait la rémission de sa leucémie aiguë pourvu qu'Albert soit épargné et que le présent les épargne...

> « Albert ? Viens t'asseoir à côté de moi. Tu ne trouves pas que c'est une bonne idée, cette petite fête ? Tu sais, ça me rappelle le pique-nique que j'avais organisé l'année dernière pour ton anniversaire... Quelle journée ! Et l'orage qui a éclaté juste au moment où tu coupais le gâteau !... Mais arrête de bouger comme ça, tu vas froisser ma robe ! Tu te souviens du jour où tu me l'as achetée ? Et dire que je ne voulais même pas l'essayer !... Tu n'as pas bonne mine, tu sais. Mais qu'est-ce que c'est que cette cravate ? Tu as l'air d'un clown ! Il est vraiment temps que je refasse ta garde-robe... Si, si, tu as mauvaise mine, tu es tout pâle. Tu as bu ton jus d'orange ce matin ?... J'ai vu une très belle table de salon dans un magazine aujourd'hui ; tiens, je vais te montrer, elle irait bien avec nos fauteuils, tu ne crois pas ?... Assieds-toi plus près de moi, je vais te dire un secret... Mais si, je t'assure, c'est elle qui me l'a confirmé ce matin pendant la visite du médecin ; il paraît même qu'ils vont se marier, c'est franchement rocambolesque, non ? On va aller leur acheter un cadeau, quelque chose d'original dont elle puisse se souvenir... Tu sais, je crois que Béatrice ne fera pas l'affaire à l'Ecole, elle est trop molle et en même temps, elle ne sait pas parler aux enfants ; elle est incapable de les écouter, elle s'énerve pour un rien et puis elle les abandonne à eux-mêmes. Il va falloir que je la voie. Je la convoquerai dans la semaine... Eh bien oui, dans ma chambre d'hôpital ! et pourquoi pas ? »

Elle jeta un regard caressant et anxieux à Albert qui l'écoutait en souriant, apparemment confiant et placide. Elle aimait partager ces moments-là avec lui où tout semblait si simple, où le passé, paisible et serein, se mêlait à ce présent, naturel et limpide, que rien ni personne ne venait troubler et où ils se retrouvaient, marchant main dans la main, comme autrefois, dans les ruelles des petits villages qu'ils aimaient à découvrir... Mais des murmures et des crissements l'extirpèrent soudain de ses pensées pour la propulser sans préambule au milieu de la scène, au coeur d'une représentation ardemment organisée et désirée par elle, au sein d'un présent qu'elle se devait maintenant de présider, un temps qu'elle seule pouvait réanimer, ainsi portée par sa connivence avec les soignants et sa complicité envers Albert.

Ils entrèrent un par un, qui faussement décontracté, qui visiblement intimidé, les premiers la blouse ouverte et les mains dans les poches, les autres le regard fuyant et les bras ballants ; mais ils étaient tous là. Si aucun d'eux n'osa s'approcher du lit – décontenancés qu'ils étaient par le nouveau rôle de malade-hôtesse de Renée –, si personne ne se risqua à s'aventurer vers le « buffet », tous pressentaient intimement qu'ils n'avaient pas leur mot à dire, écartelés par une ambivalence qu'ils n'osaient affronter tant cette mise en scène et cet entrain les déroutaient. Car tout en pénétrant dans la chambre, sourire aux lèvres, chacun se sentit assailli par le doute, le malaise et un désarroi muselé par le silence : Renée allait bientôt mourir et ils allaient devoir faire semblant, feindre vis-à-vis d'eux-mêmes, pour feindre auprès de Renée afin qu'elle-même puisse feindre envers Albert. Ils avaient certes accepté de se prêter à ce jeu paradoxal et insolite car c'était le seul souhait qu'elle avait exprimé, la seule exigence qu'elle leur imposait : recréer un passé précieux au travers d'un présent inestimable de crainte que l'édifice ne s'écroule si jamais la vérité médicale prenait un jour le pas sur la réalité qu'elle s'était choisie, celle d'une alliance tacite avec les soignants afin de préserver une autre complicité, dans ce partage d'une si singulière intimité dans le non-dit.

Renée saisit immédiatement l'ambiguïté des sentiments de ses « hôtes », en qui elle sut percevoir la bienveillance, l'intelligence et la générosité au travers de ces regards attendris et touchants, tout comme elle entendit le malaise engendré par une situation qui risquait de sonner faux au regard de leur désarroi à ne pouvoir adhérer pleinement à cette réalité, à ce moment privilégié inscrit dans un présent qu'elle avait elle-même circonscrit et qu'elle tentait de toutes ses forces d'enclore et de préserver. Elle décida alors de sauver sa « réception » en lui donnant un sens, une impulsion dans laquelle tous attendaient de pouvoir se couler, soulagés et comme délestés d'un poids qu'elle les autorisait à déposer l'espace d'un instant. Car Renée espérait encore qu'à la faveur de son passé et de ce présent-là, elle pourrait peut-être se préparer « pour plus tard », convaincue que plus son présent ressemblerait à son passé, plus elle serait à même de consolider les deux seuls temps encore à vivre et à partager, encore maîtresse d'école et toujours maîtresse d'elle-même. Si elle parvenait à conserver ce chaleureux ascendant sur les soignants en qui elle ne voulait voir que des « enfants » ingénieux et dociles, peut-être parviendrait-elle à sauvegarder sa relation avec Albert qu'elle désirait protéger de la violence d'un insoutenable à venir, sans pour autant abandonner ce besoin essentiel de continuer à le dominer du haut de sa tendre autorité comme elle s'était toujours attachée à le faire depuis plus de trente ans.

Ils étaient tous là sauf le retardataire qui s'immobilisa soudain sur le seuil de la porte : la scène le frappait de plein fouet comme tout témoin extérieur qui jouit de ce privilège insolite de pouvoir saisir, en une fraction de seconde, un climat et une atmosphère qui lui sont encore étrangers, visualisant alors un tableau, prêt à l'intégrer et à le happer avant même qu'il n'en prenne conscience : il vit tout d'abord Renée dominer la scène de son regard vif et volontaire tandis qu'Albert semblait s'être planté, pour l'éternité, à côté du « buffet ». Quant à ses collègues, chacun semblait s'être figé à la place que le hasard lui avait assignée, mutique et l'œil fuyant de peur de se lancer dans un échange frivole, de crainte aussi que le regard ne trahisse un désarroi qu'il ne saurait plus contenir dans un contexte qui – en le dépouillant, l'espace d'un temps, d'un statut encore gardien d'une essentielle distanciation – mettrait alors son être à vif. Renée les invita à s'approcher de la table d'un ton à la fois cajoleur et pressant, veillant à ce que chacun fût servi par Albert, qui assuma ce rôle avec une ardeur si méticuleuse qu'il semblait n'être là que pour cette tâche dans laquelle il s'absorba tout entier comme pour mieux s'effacer, se fondre dans le décor et escamoter sa présence, se soustraire aussi aux regards qu'il s'attachait à esquiver tout en bredouillant quelques mots courtois à l'adresse de chacun. Les soignants s'accommodèrent avec soulagement de l'attitude d'Albert qui les autorisait ainsi à manier l'artifice sans pour autant s'enliser dans le mensonge, et cette absence de communication entre eux, l'embarras que chacun éprouvait à ne pouvoir s'abandonner à la confusion des sentiments, fit alors converger tous les regards vers Renée, qui observait jusque là la scène avec un perspicace attentisme. Avant de pouvoir intervenir et ressouder le groupe autour d'elle, elle s'attacha à les envelopper un à un de sa présence imposante, chaleureuse mais toujours sur le qui-vive et qu'elle traduisait par des œillades gratifiantes, malicieuses et vigilantes à l'endroit des soignants.

Ce fut alors un véritable feu d'artifice, un spectacle éblouissant aux yeux de ceux qui assistèrent bouche bée à ce moment suspendu hors du temps et de l'espace, comme si la douleur, la tristesse et les déchirements s'étaient, par un soudain enchantement, évanouis dans la nuit, reléguant hors de cette enceinte exiguë les souffrances de la vie, d'une vie qui s'en va mais que précisément l'être qu'elle va abandonner s'acharne, par amour pour l'autre, à retenir encore. Dans le dernier acte de la pièce tragique de sa propre vie qu'elle s'apprêtait à jouer, Renée allait ainsi s'attacher à désarmer l'autre, à le rendre inoffensif en lui imposant ses propres images pour le contraindre à effacer les siennes. Avec bonheur et passion, Renée se mit à parler à bâtons rompus de tout ce qui faisait sa vie, de son passé et de son amour pour les enfants, de ses souvenirs de voyage et de celui qu'elle projetait de faire, des politiciens qu'elle abhorrait et des livres qu'elle aimait, de certaines gens qu'elle méprisait et qu'elle se mit en devoir de brocarder avec une cinglante indifférence, de la religion qui lui paraissait désormais si dérisoire mais dont elle aimait toujours l'essence et la philosophie. Elle s'exprima avec légèreté et humour, avec gravité et colère, mais toujours animée de cette flamme et de cette exaltation qui la rendirent à la fois captivante et poignante, comme si elle voulait tous les persuader que la vie était là et qu'elle ne la quitterait plus.

Leurs regards furent alors pour elle le gage de sa prouesse, de sa capacité à faire revivre la vie chez ceux-là mêmes qui savaient qu'elle devait mourir, afin que ces regards puissent convaincre Albert qu'elle ne l'abandonnerait pas, afin qu'Albert s'en saisisse pour y lire une vérité plus absolue que tout ce que son propre regard ne dirait jamais. Impassible, Albert fixait Renée avec une acuité que les soignants ne lui connaissaient pas tandis que son timide sourire embrassait ce fouillis d'émotions que le cœur, au bord des lèvres, semblait ne plus pouvoir contenir.

L'humour et les traits d'esprit dont Renée avait émaillé chacune de ses histoires, l'intelligence et l'émotion qui transparaissaient au-delà de ses propos, cette présence qui était parvenue à imposer le respect, puis l'écoute et enfin l'adhésion, l'énergie et la vigueur qui sous-tendaient chaque mot et chaque véhément regard qu'elle lançait à ses interlocuteurs constituèrent pour eux une forme de répit, une sorte de récréation imposée par Renée dans leur désarroi et leur malaise à l'encontre d'Albert, une véritable « rémission » non plus de la maladie de Renée mais de la souffrance dans des relations qu'elle avait permis d'apaiser en imposant, par la force de ses mots, un silence si ardemment désiré.

Albert souriait en écoutant le silence qui avait imprégné chacun de ses mots, convaincu depuis longtemps que « la parole ne représente parfois qu'une manière, plus adroite que le silence, de se taire[1] ». Mais à mesure qu'elle parlait et qu'il s'attachait à sa gestuelle et à sa volubilité, il vit peu à peu se superposer l'image déchirante d'un corps inanimé, une image à la fois tenace et vacillante et qu'il ne parvenait plus à dissoudre : Albert savait et avait toujours su que la mort lui arracherait Renée, il n'ignorait rien de la fausse rémission et du diagnostic létal, du sursis autorisé et de l'inéluctable issue, sans rien méconnaître non plus de l'évolution de la maladie, dont il s'informait pas à pas mais toujours en dehors du service afin de préserver au mieux un secret si tacitement imploré.

Il ne s'en était pourtant jamais ouvert à quiconque, s'attachant à ne rien laisser paraître de son savoir afin de se prêter au jeu avec cette convaincante indifférence qui lui faisait jouer à la perfection le rôle du mari candide, effacé et sans envergure que percevaient les soignants que la facilité suspecte d'Albert à se laisser berner avaient si souvent décontenancés, voire même atterrés. Il avait tout accepté de ce rôle ingrat à la seule fin de répondre à l'impérieuse et vitale requête de Renée de « jouer vrai », mais sur une partition qui leur appartenait en propre et que ni la parole ni le silence ne pouvaient enclore car cette vérité-là se situait bien au-delà du dit ou du non-dit.

Cette authenticité rejoignait en effet le fondement même de l'intimité toujours destinée à échapper à autrui, une complicité si « invisible » à l'autre que ce dernier s'empresse de fouiller tous les langages connus de lui, du signe à la caresse, du geste au regard et de la parole au silence pour finir par la contester, trop dépité de ne pouvoir s'en saisir et l'appréhender enfin. Or l'intimité se nourrit aussi bien de tous ces langages conjugués que de leur absence même, de leur non-révélation aux yeux d'autrui dès lors qu'elle s'édifie autour de ce fil impalpable qui relie deux êtres et qui se dérobera toujours à la sagacité de l'autre, impuissant à le voir, à le toucher et plus encore à le « reconnaître ». C'est précisément ce langage tissé dans l'inviolabilité de la relation entre Albert et Renée qui leur permit de convenir implicitement de ne révéler, de ce fil invisible, que la parole-prétexte pour mieux le receler dans un silence-complicité afin de porter jusqu'au bout leurs souffrances conjuguées.

Peu importait alors à Albert le chemin par avance désigné pourvu qu'il le conduise à rejoindre le dessein de Renée. Il consentit ainsi, jusqu'à la fin, à se laisser guider, acceptant de la voir diriger seule sa

1. Simone de Beauvoir, *La force de l'âge*, Paris, Gallimard.

propre vie, maîtriser sa maladie et aménager son approche de la mort, tout en persistant à assumer seule les processus décisionnels. Elle se devait de demeurer l'unique interlocutrice de tous, des soignants au sein d'une connivence dans le partage de l'angoisse et de la détresse à venir, comme d'Albert, toujours gardien de ses fantasmes de vie et de son impérieux vouloir-être.

En l'implorant de respecter les fondations de leur relation antérieure, en lui imposant de s'abandonner à ce silence-complicité, Renée était parvenue à figer Albert dans l'immuable, dans ce présent-passé à vivre en contrepoint de la confrontation à la mort et qui lui permettait de maintenir entre eux cet équilibre si précieux, édifié par elle sur le mode protecteur-protégé. C'est ce fil impalpable et imprévisible que les soignants purent enfin déchiffrer à la mort de Renée. Ils furent alors subjugués par ce mari par trop discret, par la force de son amour capable, en dépit des souffrances, de la détresse et de l'incontournable issue, de protéger à son insu un protecteur si vulnérable, un invincible acteur en proie à sa propre faillibilité face à la mort.

# 8

# *À l'orée de la parole*

Si « réduit au soi souffrant, je suis plaie vive », alors le silence constitue parfois un topique de survie, seul relais possible entre deux êtres que la souffrance enchaîne.

Silence-illusion pour Sébastien, silence-frustration entre Jeannette et Jean-Marie, silence-complicité mais solitaire pour François et Danièle jusqu'au silence-alliance entre Renée et Albert : refuge-menace ou refuge-promesse, chacun d'eux recèle le besoin fondamental de l'autre et l'exigence essentielle de compter encore pour lui.

Car chaque forme de silence contient en soi les germes du partage, soumis toutefois à des exigences si complexes que le message transmis dans ce silence-en-forme-de-parole se fait alors plus douloureux, dans cette volonté de dire et de faire entendre une vérité plus vraie que le réel. Cet indicible appel à l'autre que symbolise le silence, cet ineffable à dire qui s'exprime souvent dans la parole détournée, constitue alors l'ultime moyen de demeurer dans cet échange-vérité en forme de discours-illusion toujours acceptable pour soi et vécu dans une moindre souffrance pour l'autre.

Mais au fond de ces réalités-subterfuges, il y a toujours la sollicitude ou l'amour, il y a le vécu de chacun et ce fil, lâche ou têtu, qui module la nature du partage ; il y a les forts et leurs protégés, les égarés et leurs protecteurs. Il y a surtout la mort qui avance et se hâte, bouleversant l'ordre établi et les structures paisiblement édifiées, pulvérisant les certitudes et déterrant les richesses tout en dénudant des forces et des failles, des perceptions et des émotions insoupçonnées de tous. Leur synthèse formera l'ossature d'un temps nouveau, inexploré et invivable au sein duquel chacun cherchera l'autre en s'égarant soi-même dans cette mosaïque d'ambivalences inextricables, en quête d'une réponse introuvable dans un avoir-moins-mal pour soi et pour l'autre, dans cette « demande peut-être impossible à combler d'un souffrir-avec sans réserve[1] ».

Peut-être est-ce précisément dans ce « sans réserve » qu'il faut chercher la fin et les confins du silence, en tant que limite à l'ébauche de cette acceptation d'une réalité par trop insoutenable, dans ce refus à se résigner, dans cette résistance à devoir abdiquer sur tous les fronts – non seulement comme un vivant face à la mort mais aussi en tant que sujet parmi les vivants –, dans cet impossible enfin à se projeter encore objet de désirs dans la pesanteur sans répit de pertes et de mutilations, de méprises et de naufrages.

Abandonner le secret de l'illusion et la chimère de l'imposture, tenter d'éclore tout entier avant que la vie ne s'enfuie, nécessite toujours une démarche exceptionnelle, une enjambée prodigieuse dans ce pas à pas attentiste et circonspect, étant donné l'indispensable économie psychique que requiert l'inéluctable avancée vers le néant.

Alors certains parviennent parfois, par l'aboutissement d'un travail personnel au cœur même de leurs souffrances mais encore et toujours soutenus par cette miraculeuse interaction à l'autre, à se poser enfin et à déposer leur besace, désormais béante et rivée au sol comme les mots gravés sur une page blanche, comme la parole enfin émise qui émerge du silence pour ne jamais plus s'envoler.

Mais pour que *la parole* soit, pour qu'elle prenne corps dans un corps morcelé, dans une conscience brouillée par la profusion de sentiments troubles et insaisissables, pour qu'elle parvienne à se frayer un chemin dans ce dédale d'ambivalences, de désirs et de souffrances intriqués, pour que la parole s'affirme – même de façon sporadique et provisoire – comme une soudaine et implacable nécessité, il lui faut sa raison d'être. Ce point d'appui immanent au dit, ce support vital sont constitués, par *l'écoute de l'autre*, au-delà de sa présence et de son existence même. Cet autre, essentiel à l'avènement de la parole et indissociable du besoin du malade de fixer l'ineffable dans l'indestructibilité du dit, cet autre devenu miroir-valorisation des mots de l'être-en-mourance, est et restera alors la seule et unique légitimation de la parole.

Si certains malades ont parfois recours à un tiers bienveillant (souvent élu parmi les soignants) afin de parvenir, en présence de l'être aimé, à expulser des mots à la fois libérateurs et vecteurs d'une infinie et désespérante détresse, la parole émise à cet instant crucial annonce toujours les prémices d'un certain renoncement, l'abandon – fût-il temporaire – d'un

1. Paul Ricœur, *Psychiatrie française*, numéro spécial, juin 1992.

fantasme de vie et de cette si précieuse et vitale ambivalence. Car la Parole – elle-même produit d'un cheminement autre et singulier, rare et souvent imprévisible – ne saurait constituer le prolongement « naturel » du silence. Car jusqu'à la mort, la majorité des malades se raccroche au *clivage du moi* et tente de préserver ce regard qui s'acharne à se détourner de l'inéluctable mais qui les autorise encore à justifier leur présence au sein du monde qui tend peu à peu à s'organiser sans eux. Ce regard leur permet surtout de cautionner une existence dont l'essence leur échappe et dès lors perçue dans une douloureuse vacuité pour eux et dans une moindre « essentialité » pour l'autre. Ce regard leur consent enfin de légitimer leurs désirs, leurs caprices et leurs fantasmes dans une ultime dénégation, armure d'une si précieuse volonté d'être.

Aussi, tant que les deux versants de l'ambivalence persistent dans cette lutte à armes égales, *la parole dérobée* continue à suffoquer dans ce va-et-vient irrésolu entre espoir et renoncement, incapable de s'affirmer au sein d'un langage multiforme vers lequel chacun se tournera désespérément pour survivre. Car la parole s'énonce précisément au moment où, des deux parties du moi clivé, prédomine celle qui conçoit et visualise l'inéluctable, celle qui discerne et dévisage la mort, acceptant – en dépit de l'effroi – de lever les yeux sur elle, de la reconnaître pour enfin la nommer et tenter, sans le soutien du subterfuge d'un regard esquivé, de continuer seule, dans l'inconnu, son douloureux cheminement.

C'est la reconnaissance de cette finitude éminemment présente, de l'espoir éteint d'un temps sans avenir, réel, projeté ou même fantasmé, que la parole scelle dans la résignation d'un dit irrévocable et définitif, d'un regard figé sur cette image arrêtée d'une vie, immobilisée dans l'imminence du noir. Les mots constituent alors le prélude d'une relation autre, le réinvestissement de ce temps encore à vivre, tremplin de la consolidation du présent et d'un désir d'être « en dépit de ». L'échange a lieu dans la complicité, dans la souffrance vociférée ou balbutiée mais désormais reconnue et énoncée au creux de l'amour enfin exhalé, dès lors que le temps presse, ce temps qui s'envole dans une impossible éternité.

Alors, la Parole constituerait désormais le remède idéal au partage de la souffrance, un aboutissement vers un mieux-mourir, une lumineuse « révélation » au bout de ce long chemin qui conduit irrémédiablement à la mort, si loin de ces « simulacres plus indispensables que le pain » qu'engendra, il y a si longtemps déjà, le temps du diagnostic.

Alors, la Parole constituerait désormais, après un silence si souvent oppressant, le sceau de la délivrance, de l'expulsion d'une solitaire détresse et de cette peur au ventre enfin mise en mots, de l'affranchissement de cette chape de plomb et de terreur que génère souvent le non-dit et son cortège d'angoisses démultipliées par le désordre du corps et la crainte de l'incommunicable.

Alors, la Parole constituerait désormais ce miracle attendu et espéré propre à dissoudre les faux-semblants, la dénégation et les subterfuges, cette reconnaissance explicite de sa propre souffrance et du désarroi de l'autre, cette clairvoyance enfin dévoilée devant une mort qui soudain n'aveuglerait plus et que les mots seraient enfin capables d'affronter « la tête haute ». « J'ai peur de mourir », dit la Parole ; « Je sais que je vais mourir et je ne peux m'y résigner » : les mots sont là, pleins et limpides, abrupts et incontournables, aussi vrais que la mort est réelle, aussi cinglants que la mort est inflexible, aussi féroces que la mort est abusive dans son incohérente et implacable logique.

Mais la Parole est lâchée. Exhalée, elle se répand et se diffuse dans ce mot à mot, emplissant son corps puis son être tout entier tandis qu'elle atteint l'autre, l'envahit et le cloue dans cette indestructible réalité. À peine émise et sitôt recueillie, elle appartient déjà à la mémoire de l'autre et devient, par là même, concrétion indélébile et irréductible du réel, presqu'indécente de lucidité, d'intelligible transparence et d'accablante souffrance.

Mais l'émotion intense qui saisit les êtres à cet instant précis relève paradoxalement de ce conflit strident sous-jacent au dit : tandis que les mots évoquent et concrétisent la mort tout en paraissant l'intégrer, ils induisent en même temps le jaillissement de son versant antinomique. Ils traduisent ainsi l'expression même de la vie par la résurgence implicite de ce qui a été et ne sera plus : car dire la mort c'est aussi, en sous-main, exalter la vie, c'est exprimer – par le non-être à venir – cet amour du mouvement et de la plénitude, l'amour de l'autre et de tous les autres, l'ivresse du temps passé et l'invocation d'une vie qui retentit et se rompt dans ces mots pétris de vide et déchirants d'acuité.

Si la Parole apparaît souvent comme une bouffée d'oxygène dans le malaise de l'incommunicabilité et de la souffrance réprimée, elle demeure cependant suspendue à la fragilité d'une situation insolite, dépendante de l'interaction des regards et soumise avant tout à l'impact du temps et à la puissance du *clivage du moi*. Le regard qui, à un moment donné, s'attarde plus longuement sur la réalité de mort engendre souvent une parole, alors spontanée, involontaire et irréfléchie, proche du soliloque impulsif et sauvage destiné à se dissoudre dans les méandres d'une conscience accommodante et sans mémoire. Car la parole déposée et parfois repentie se voudrait aussi éphémère et volatile, circonscrite à ce temps suspendu et enclos et que l'autre aussitôt s'empresserait d'effacer et d'oublier, tels ces secrets à peine confiés et sitôt regrettés qui vivront leur vie en dehors de soi et que les mots auront désormais chargés d'une pesanteur plus significative encore. Et pourtant, l'éclat d'un sourire ou l'évocation d'un souvenir suffiront parfois à déséquilibrer le clivage, à le faire à nouveau basculer du découragement massif vers un fantasme de vie, fût-ce insensé et illusoire.

Aussi, tant que le malade parvient à maintenir un semblant d'équilibre entre ces deux regards antinomiques, tant qu'une certaine résignation n'a pas pris le pas sur l'espérance et le déni de la mort, tant que le malade se montre encore apte à osciller, dans l'instant même, entre ces deux réalités, la parole – émise alors trop tôt eu égard au cheminement psychique du malade – ne peut que constituer un fardeau, un surcroît de tourment propre à entraver ce temps encore à vivre : *parole énoncée avant l'heure* qui résonnera soudain comme une exécution, une mise à mort avant terme, répétition d'une ultime mise en scène de la finitude à venir.

Comment dès lors entendre et recueillir la parole tout en s'assurant de l'authenticité de ce temps ? Comment regarder encore celui qui l'énonce tandis que l'autre se voit contraint d'imaginer et de visualiser des images qui se précisent et qui le terrifient ? Comment oser dénier ce que l'être qui se meurt semble d'ores et déjà avoir intégré, comment lutter contre cette absence à venir que les mots lui signifient avec tant de force et de « courage » ?

L'autre, le proche, cet être aimant prêt à tout pour l'être aimé qui va mourir, se trouve toujours démuni face à la parole émise, sidéré par ces mots qui le glacent et le terrorisent, comme si l'expression même de la parole pouvait engendrer la mort « à cet instant-là », comme si le poids des mots pouvait accélérer le processus de destruction et d'anéantissement, comme si la mort triomphante trouvait enfin sa place.

Contraints de recueillir la parole qu'il ne saurait désormais répudier, pressés de partager l'effroi d'une souffrance explicite dont ils deviendront alors le dépositaire tout-puissant, les proches tenteront toujours de se dépasser pour faire corps avec la détresse, l'épouvante et la désolation que la parole traduit et dépose à leurs pieds. Mais si l'ambivalence demeure toujours difficile à gérer, les proches n'en restent pas moins convaincus que l'annihilation de la réalité psychique du malade au profit de la seule réalité médicale s'avère toujours trop lourde à porter et à contenir, trop stridente aussi face à l'usure du quotidien, face à la tentation d'un lâcher prise culpabilisant, face aussi à l'impuissance de leur propre détresse. Aussi ne sollicitent-t-ils que rarement la parole, écartelés qu'ils sont eux-mêmes entre leur vie et cette mort qui s'entrecroisent, entre la force de leurs certitudes et la puissance de cet interdit à ne pouvoir dire l'évidence.

Car *l'apparent rejet du silence* est en même temps déni de la parole émise, conscience d'un changement de registre plus douloureux encore, porteur d'un autre savoir-être inexploré et occulte, capable de soutenir la parole, de l'affronter et de s'y soumettre, apte aussi et surtout à y répondre. Aussi, tant que la parole n'est pas émise, l'autre accepte souvent de s'accommoder du silence et du subterfuge pour reprendre son souffle et ne pas grever un quotidien déjà lourd et informe, préférant encore cet être-moins-mal dans l'ambivalence et le non-dit que l'absence de réponse à l'absurde, que l'infinie tristesse de la résignation.

Et pourtant, en dépit de son chagrin et de sa désespérance, en dépit de la douleur à dire et de la souffrance à entendre, l'être aimé s'attache de son mieux à consoler la parole, dans le tourment de l'impuissance ou dans l'étreinte du partage, dans la révolte contenue ou la résignation pacifiée. Toujours conscient de la portée et de la signifiance de la parole au sein de laquelle l'être-en-partance enchevêtre ses espoirs, ses pertes et ses larmes dans ce douloureux dessaisissement de soi mais que le temps ultime de l'accalmie et de la réconciliation parvient parfois à adoucir.

Mais cet abandon de l'ambivalence et de l'illusion, qu'engendre immanquablement la parole, renvoie l'être qui se meurt à la béance de ses blessures et de ses failles, dépouillé de lui-même et dépossédé du présent, démuni du rêve, du fantasme et de ces chimères si précieuses pour tenir et tenir encore, écorché vif désormais privé de son temps, de ce temps avant la mort qu'il se doit de légitimer encore, à ses propres yeux et dans le regard de l'autre.

Lorsque la maladie entame les dernières forces de cet être souffrant, douloureux et décharné, lorsqu'elle contraint ce corps, souvent mutilé et défiguré, à abdiquer encore, lorsque la conscience se brouille et que le corps ne « répond » plus, c'est alors lui qui « reprend la parole », dictant les gestes de l'autre et gérant lui-même ce dernier temps. Dès lors qu'il régente l'affect désormais englué dans ce fouillis de douleurs, de souffrances et d'émotions, aucun sentiment ne parvient plus à gouverner ce corps usé qui s'impose alors du haut de sa faiblesse pour envahir et suffoquer le champ psychique, désarticulant la pensée et contraignant désormais l'être tout entier à ne plus vivre que par lui, pour lui et contre lui.

Lorsque le corps s'empare de l'espace et du temps, brouillant ainsi l'échange et le partage dans l'urgence des soins, de la douleur et de la caresse, chaque être se situe dans le seul registre capable de l'aider à attendre sa mort et celle de l'être aimé, toujours au regard de ce faisceau d'inextricables interactions qui constituent encore l'essence de sa vie et l'unicité de son approche de la mort.

C'est alors que la parole peut s'avérer salutaire et libératrice, c'est *alors seulement* qu'elle prendra tout son sens au creux de ce temps ténu, de cette heure intense entre chien et loup lorsque conscience et vigilance prédominent encore, juste avant que ne se profile le dernier temps, celui de la perte des perceptions et de la confusion des sentiments, le dernier temps des sensations perdues et de la souffrance obscure, le temps ultime des brouillards et de l'inconscient, celui des proches et des soignants.

Silence-destructeur ou parole-libératrice, silence-partage ou parole-fardeau, chacune des souffrances avance souvent à tâtons, épuisée, égarée et éperdue d'impuissance mais toujours au plus près d'un avoir et d'un faire-moins-mal dans l'authenticité et le partage, hors d'un mourir-modèle qui se voudrait incorporel et idéal, propre à n'apaiser qu'illusoirement l'après-mourir de ceux qui restent.

*Troisième partie*

# *Vivre entre maladie et mort*

# 9

# *Le désarroi des soignants*

« Les millénaires n'ont pas suffi à l'homme pour apprendre à voir mourir. »

André Malraux, *Anti-mémoires.*

## *Redonner la parole aux soignants*

Après le temps des dernières armes et des derniers sursauts ; après la rupture dans l'irrévocable et en dépit des phénoménales ressources du malade pour demeurer encore, à l'orée de la mort, cet être de vie et de désir dans l'échange et le partage ; après la désespérance des proches de ne pouvoir faire corps avec lui dans ce « souffrir-avec sans réserve[1] » malgré leurs tentatives parfois incohérentes, contrastées et émouvantes de tenter de retenir encore l'être aimé qui se meurt ; après les souffrances de l'irrésolution à devoir abandonner le monde de la vie, de l'espoir et du rêve avant l'imminence de la séparation dans le définitif ; après l'irrecevable résignation de l'être qui s'en va et de celui que guette une déchirante solitude, oserait-on encore évoquer le quotidien de ces êtres qui, pris dans la tourmente d'une vie qui s'achève, assistent à ces douloureux déchirements que la déchéance physique et la dégradation psychique, l'insoutenable désespoir et la peur de l'inconnu exacerbent ? Oserait-on encore décrire le désarroi et la frayeur de ceux qui un jour firent vœu de guérir et de soulager mais jamais celui de voir mourir ? Oserait-on encore parler de détresse pour ceux que la douleur et la souffrance n'atteignent pourtant ni dans leur corps ni dans celui d'un être aimé ? Oserait-on

1. Paul Ricœur, *Psychiatrie française*, numéro spécial, juin 1992.

encore évoquer ceux que l'angoisse étreint au moment où le pronostic létal se profile, au moment où les derniers traitements s'épuisent, au moment où ils ne serrent plus entre leurs doigts qu'une impuissance fébrile, dans l'effroi des mots ou le malaise du silence ? Oserait-on encore parler de cette difficile mobilité physique et psychique à redécouvrir à chacune des phases de la maladie, au chevet de chacun des malades ? Oserait-on encore prendre en compte le dit et le non-dit de ceux-là mêmes qui se retrouvent au cœur de toutes les interactions, au croisement de tous ces cheminements personnels et singuliers, au carrefour de toutes ces vies qui s'achèvent sous leurs yeux, à l'intersection de ces personnalités attachantes ou tyranniques, attendrissantes ou intraitables, émouvantes ou acerbes mais toujours uniques, indivisibles et insubstituables ? Oserait-on encore s'interroger sur leurs questionnements sans que cette démarche ne s'avère insolite, incongrue, voire même impudique, devant l'inconsolable souffrance de l'être qui se meurt et de celui qui l'aime et que la mort lui arrache ?

Mais est-ce pour autant que les soignants seraient des « survivants de deuils multiples[1] », des « survivants de camps de concentration » ? Est-ce à dire qu'ils auraient ainsi « le sentiment de vivre au prix de la vie de quelqu'un d'autre » et que la mort serait alors pour eux « inséparable de leurs pensées et même de leur corps » ?

Ainsi poussée au paroxysme, cette définition de la souffrance des soignants face à la mort paraît, il faut bien le dire, extrémiste à double titre : culpabilisante à l'endroit des soignants qui ne se « reconnaîtraient » pas dans cette évocation maximaliste de leur détresse et de leur souffrance, elle s'avère surtout abusive et forcée eu égard au malade qu'ils accompagnent, eu égard au seul être que la douleur atteint, que la souffrance englobe et que la mort agrippe, eu égard enfin à la nature de la relation soignant-soigné, qui demeure avant tout « professionnelle » même si – comme nous le verrons – le soignant pourra parfois se sentir personnellement impliqué, en proie au trouble, au chagrin ou à l'affliction en fonction d'imprévisibles résonances affectives.

Si la mort d'un malade engendre toujours une détresse chez le soignant, celle-ci demeure cependant loin de la souffrance « en-soi » du malade ou de la souffrance de ce « soi-autre » du proche car, si elle est souffrance, elle est aussi conscience d'un investissement relationnel dans l'altérité.

1. E. Goldenberg, « Aider les soignants en souffrance », *JALMALV*, n° 14, 1988.

En revanche, s'attacher à redonner la parole aux soignants, c'est évoquer l'angoisse et le désarroi qui ponctuent les phases de ce parcours connu, reconnu mais toujours inacceptable au cours duquel le soignant tente encore et toujours de guérir en s'engouffrant dans le savoir et l'espoir, atouts qui – devenant un jour inopérants – le contraindront à accepter son impuissance à ne pouvoir guérir. Cette conscience de l'échec engendre à son tour la visualisation de l'approche de la mort avant que ne se profile le dernier temps, celui du voir-mourir, qui scelle, dans cet instant ultime de passage et au-delà même de sa propre faillibilité, une parcelle de la mort à venir de ce *deus ex machina* soudain démuni et dénudé.

S'attacher à redonner la parole aux soignants, c'est les aider à prendre conscience des rouages et de la complexité de ces temps qui s'enchevêtrent parfois et s'enchaînent d'une résignation à l'autre, ponctuant chacune d'elles de cette difficile acceptation à devoir encore se résigner dès lors qu'au vouloir-guérir succède une cascade de pertes de plus en plus âpres et douloureuses : accepter de ne-pouvoir-guérir puis accepter l'idée-de-la-mort en tâchant de se rétablir à nouveau dans un continuum de vies-à-guérir encore.

S'attacher à redonner la parole aux soignants, c'est tenter de comprendre les ressentis de chacun en les autorisant à exprimer leurs certitudes, leurs doutes et leurs difficultés à devoir sans cesse changer de registre tout au long de ce douloureux cheminement qui les mène de la première rencontre à l'ultime phase du mourir. C'est leur permettre aussi – en les aidant à reconnaître et à décoder les opérations défensives du malade – d'identifier leurs propres mécanismes de défense pour les admettre en tant que réponses légitimes à leurs appréhensions et à leurs blessures, tout en acceptant de se défendre de l'angoisse sans s'alourdir de l'angoisse à devoir se défendre.

S'attacher à redonner la parole aux soignants, c'est les autoriser à évoquer l'échec d'un traitement, le poids conjugué de l'aide au corps et de l'écoute psychique, c'est leur permettre de prendre conscience de leur propre subjectivité et de leurs projections, de leurs désirs et de leurs limites ; c'est tenter aussi de leur permettre d'instaurer « la bonne distance » entre eux-mêmes et leurs malades dans cette frange si ténue entre évitement et identification projective ; c'est accepter enfin la perception aiguë d'une possible faillibilité source d'inévitables défenses édifiées à l'aune de cette lucide appréhension d'un virtuel échec.

S'attacher à redonner la parole aux soignants, c'est persister, à travers eux, à maintenir le malade dans son statut de sujet-vivant, c'est restituer toute sa place à celui qui va mourir en lui reconstituant un espace et un temps dont les soignants seront les garants ; permettre au soignant de déposer et de comprendre son propre désarroi, c'est l'aider à entendre pleinement l'intrication des souffrances du patient en fonction des phases de sa maladie et de sa relation aux proches, en fonction de son vécu et de son propre cheminement psychique.

S'attacher à redonner la parole aux soignants, c'est enfin leur faire accepter ces élans de fuite qui les saisissent souvent à l'orée de la mort mais dont la légitime reconnaissance les incite parfois à tenter de parvenir à une relation dépouillée du subterfuge et des faux-semblants. Favoriser la parole et apprivoiser l'écoute, c'est accepter aussi d'être dépositaire d'une souffrance sans réponse tout en admettant de cheminer avec ses forces et ses failles en dépit de l'usure et de l'impuissance, de l'émotion et de la détresse à devoir si souvent prendre à bras-le-corps la terreur du malade et l'effroi des proches, au seuil d'une mort toujours inhumaine dans « ce repos dont nous ne savons rien que la frayeur qu'il nous donne[1] ».

## *Apprivoiser la mort*

> « La médecine revendique la vie, et c'est à cette source qu'elle puise son sens et subordonne ses démarches. Sur ce sens se greffe un non-sens, sur ce fond blanc une tache noire : la mort comprise comme un échec.[2] »

On verra dès lors que les souffrances des soignants ne paraissent pas tant assujetties à la mort elle-même – qui demeure, certes, toujours irrecevable – qu'aux difficiles transitions entre ces différents temps imposés par le malade et par sa maladie et auxquels le soignant doit adapter son propre cheminement pour admettre les mutations, les volte-face et les fluctuations, pour s'accepter soi-même et réinventer, à chacune de ces phases, une réelle relation d'empathie avec le malade.

Au cœur de ce non-sens où la mort se conjugue sur tous les temps et rôde souvent dans le non-dit, au sein de ces services à haute technicité

1. Christian Bobin, *L'inespérée*, Paris, Gallimard 1994.
2. C. Berbard, S. Erbaz et V. Meininger, « Les bénéfices du doute », in *La mort à vivre*, revue *Autrement*, février 1994.

médicale où le fort taux de mortalité fragilise un quotidien en suspens, en ce lieu privilégié où le doute, la frayeur et la culpabilité harcèlent les inconscients de chacun, où l'angoisse constitue un vecteur d'échanges émotionnels particulièrement intenses et récurrents, les soignants vont devoir eux aussi avancer aux côtés d'une mort inéluctable et irréductible. Ils ont conscience que la structure sociale ne parvient plus désormais à admettre la mort comme ce phénomène naturel et inhérent à la vie même, mais comme un achoppement que l'on voudrait escamotable, un obstacle inattendu sur cette voie royale d'une médecine effrénée et toute-puissante, douée du pouvoir quasi surnaturel de repousser et repousser encore la mort hors des limites de la vie.

C'est forts de ce foudroyant vertige des progrès de la technique mais lourds aussi de cette attente collective et de cette confiance massive – que la société réclame et implore au travers d'une image toujours plus audacieuse et intrépide de la médecine – que les soignants doivent alors « travailler », dans cette demande exorbitante de guérison et de soins, d'écoute et d'échanges.

En effet, que de qualités requises, attendues et exigées du « bon soignant », qui devra tout d'abord partager l'espoir de tous par le savoir-faire et l'agir ; puis taire la frayeur engendrée par l'insuccès du projet thérapeutique en assourdissant sa tentation d'un lâcher-prise dans la peur de l'irrémédiable ; puis masquer sa résignation de devoir accepter les limites de la science et ses propres limites à ne pouvoir les accepter, tout en continuant à porter le malade dans un savoir-être différent, au-delà du seul contrat pour lequel il lui semble avoir été formé, celui de tenter de guérir et de soulager au moyen de ces armes tangibles que lui offre aujourd'hui l'extraordinaire évolution des thérapeutiques curatives. Mais l'enjeu reste à la mesure de ses pouvoirs et de son impuissance car « le médecin [n'est] plus un bricoleur inspiré, mais un démiurge qui [peut] sauver le destin lui-même. On lui impose donc de réussir, et d'ailleurs il réussit souvent. Les espérances semblent infinies, la longévité augmente, les limites sont repoussées, toujours plus loin. Le soignant est alors un tout-puissant bienfaiteur qu'on idolâtre.[1] »

Si chacun des membres de l'équipe soignante (médecin, infirmière ou aide-soignante...) se doit d'assumer, étant donné son statut et sa formation, un rôle précis, rigoureux et insubstituable au sein d'une structure clairement définie au plan des compétences et de la hiérarchie, si – dès le

1. E. Goldenberg, « Aider les soignants en souffrance », *JALMALV*, n° 14, 1988.

premier entretien avec son patient – le médecin constitue, au regard de l'équipe, du malade et de sa famille, le référent naturel et indiscuté de tous, c'est qu'il se trouve naturellement porté par son savoir et son pouvoir décisionnel, naturellement investi d'une autorité telle que chacun de ses mots ou de ses silences, de ses gestes ou de ses options thérapeutiques alimentent la confiance, l'attente et le désir propres à nourrir cet inconditionnel projecteur d'espoir aveuglément pointé sur lui.

Mais tandis que la maladie évolue et que l'inefficacité des traitements s'insinue au creux d'une secrète frayeur avant de s'imposer dans un dit de plus en plus criant, tandis que la douleur et la peur restituent peu à peu au malade son entité d'un être en souffrance au lieu d'un corps à explorer, tandis que se profile l'inéluctable dans l'impuissance d'un savoir-faire et d'un pouvoir-guérir, alors toutes les références et les jeux de miroir, tous les repères et les jalons, tous les regards et les non-regards, tous les rapports de soumission et d'autorité réels ou fantasmés, toutes les interactions entre le malade et chacun des membres de l'équipe médicale (tout autant que les relations entre les soignants eux-mêmes) glissent peu à peu vers l'inconnu et l'inexploré, dans cette frange toujours plus obscure entre le ne-plus-pouvoir-guérir et le désarmant ne-plus-savoir-que-faire.

Car certaines phases des atteintes du corps du malade autant que certains moments critiques de son cheminement psychique constituent souvent la clé de voûte des enjeux de chacun, bouleversant parfois toutes les données « objectives » d'un pouvoir reconnu et d'une autorité préétablie, jusqu'à transfigurer l'essence même du savoir, dont le malade devient alors, au seuil de sa mort, le seul et unique détenteur.

Mais lors même que le « bien » du malade demeure toujours la seule raison d'être et de faire des soignants dans cet indicible désir de préserver et de prolonger la vie avant d'atténuer les douleurs et les souffrances de l'ultime passage, de singulières convulsions, générant parfois de sensibles altérations relationnelles ou d'imprévisibles renversements d'« alliance », secouent souvent cette étrange famille artificielle et spontanée, résolument réunie autour des espoirs et des déchirures d'un combat toujours trop âpre dans son intransigeance et son irréductibilité. Car ces glissements de la maîtrise au lâcher-prise, du concret à l'impalpable et de l'espérance à la résignation n'iront pas davantage de soi chez les soignants, alors en proie à l'appréhension, au doute et à la frayeur liés à ces regards terrifiants d'impuissance portés à la fois de soi sur l'autre, puis de l'autre sur soi, enfin de soi sur soi.

# 10

# *La dynamique soignant-soigné*

C'est à la fois riches et lourds de cette mémoire complexe construite autour de plusieurs cercles concentriques de plus en plus rapprochés et menaçants que le médecin et son malade se présentent l'un à l'autre dès le premier regard : riches et lourds tout d'abord d'une mémoire collective véhiculée par la société, image d'une médecine toute-puissante conjuguée à cette perception aiguë de la vulnérabilité de l'homme, toujours conscient que « la mort peut entrer en lui par tous les joints de l'orifice corporel[1] », riches et lourds aussi de cette mémoire « à la deuxième personne » qui sait – pour l'avoir vu et vécu de près – que la maladie peut être trop souvent un prélude à la mort ; riches et lourds enfin de cette mémoire personnelle, fondée parfois dès la petite enfance sur de solides assurances ou d'intimes frayeurs avant de s'édifier peu à peu au travers de la personnalité de chacun dans l'unicité de sa propre histoire.

Ainsi, la dynamique soignant-soigné sera-t-elle assujettie d'emblée à d'inextricables associations d'images projetées tant par le malade sur le médecin dans sa requête désarmante et phénoménale à vouloir être préservé, guéri et sauvé en dépit de tout, que par le médecin sur le malade dans un insondable désir de réparation sans cesse réitéré.

## *Le temps de l'espoir partagé*

En dépit de la finalité du geste, fondé sur une indicible humilité à la fois reconnue et méconnue de part et d'autre, un singulier rapport de forces va s'instaurer et dans la demande et dans le désir de l'autre d'y

1. V. Jankélévitch, *Penser la mort*, Paris, Liana Lévi,1994.

accéder. Si, dès les premiers contacts entre ces deux êtres, la relation paraît clairement définie et apparemment immuable entre l'homme-blessé, réduit à déposer son corps souffrant, et le magicien aux dons les plus insensés, c'est que chacun d'eux se croit contraint de ne révéler à l'autre que ce visage imposé, strictement défini, avant de jouer le premier acte de cette pièce tragique dont personne encore ne peut appréhender l'issue.

C'est pourquoi tous deux, médecin-regardant et malade-regardé, croiront devoir ne laisser transparaître que ce-pour-quoi il y a rencontre à cet instant précis de leur existence, que ce-à-quoi chacun s'attend dans ce rapport basé sur « l'offre et la demande ». Aux antipodes de la position de faiblesse du malade s'imposeront en contrepoint le savoir et la compétence du médecin. Mais à cette image pressentie par le médecin comme une demande implicite et impérieuse du malade dans sa quête incessante de réassurance, répondra en écho la nécessité pour lui-même de devoir renvoyer l'image sécurisante d'une apparente infaillibilité afin d'asseoir et de légitimer la réalité même de son savoir.

Car tant que le médecin espère encore pouvoir guérir – au cours de ces phases qui précèdent l'annonce du pronostic létal –, la demande du malade ne se situe pas tant dans une prise en compte de son angoisse, qu'il tentera – comme nous l'avons vu – de « gérer » au mieux par le biais de mécanismes de défense susceptibles de la contenir, que dans une requête de confiance illimitée fondée sur la maîtrise de la spécificité d'un savoir médical. Pour guérir – ou, du moins, pour maintenir vivant un espoir de guérison – le malade a besoin de croire éperdument en ce démiurge, il doit pouvoir mettre en lui une confiance absolue, aveugle et inébranlable. Il lui faut en somme idéaliser la Médecine à travers un homme idéal pour parvenir à mener à bien son propre combat. Or tout homme a en lui une image idéalisée du « bon soignant » ; aucun être n'a jamais réussi à se tenir à ce point à l'écart de la maladie, de la mort et du médecin qu'il ne s'en soit constitué, même à son insu, une représentation imaginaire, un archétype élaboré à partir de ses propres expériences et de sa personnalité, autour de sa peur de la maladie et de sa conscience du mourir. Cette image idéalisée de pouvoir et d'autorité, de respect et de toute-puissance, incarnée, dès le plus jeune âge, par la figure du père (symbolique muraille contre le danger et la menace), se déplacera naturellement, par un relais transférentiel, sur le médecin alors virtuellement porteur, dès l'apparition de la maladie, de ces mêmes attributs de force, de fermeté et de protection. Ainsi, plus le malade attribue une connotation grave à ses symptômes, plus il tend à investir le médecin d'un pouvoir salvateur surhumain, apte à exterminer la force maléfique qui l'habite et le ronge.

C'est fort de son impuissance et de sa foi que le malade se laisse alors couler dans un abandon parfois infini et démesuré mais nécessaire à l'apparition de ce repli narcissique propre à engendrer en lui l'acceptation d'une telle distribution des rôles. C'est en effet sur ces régressions narcissiques que le médecin s'appuiera pour tenter d'instaurer, dans ce contexte de douleur et d'angoisse, une relation thérapeutique au plus près d'une coopération confiante et empathique, en dépit de la souffrance du malade à se sentir si amoindri dans son corps et dans son intégrité.

> « La pratique ne devrait pas, comme elle le fait, se limiter à un seul sens, celui du malade-patient vers le médecin-praticien. La vraie pratique devrait provoquer l'éclatement de cette relation unique et univoque pour s'ouvrir sur une rencontre : celle de l'individu-médecin et de l'individu-malade. Elle renverrait alors à une relation de particulier à particulier qui ne concorderait plus sur la systématisation protectrice à laquelle le médecin a trop souvent recours... Aussi importe-t-il de dissoudre la pratique dans les pratiques, le savoir dans les rencontres.[1] »

Si cette assertion s'avère d'une extrême justesse en tant que légitime aspiration à une relation équitable entre deux êtres, ce dessein ne paraît-il pas néanmoins quelque peu « idéalisé » au regard de la relation médecin-malade, conçue dans sa globalité et assujettie à tant de paramètres interactifs et impalpables, contraignant alors les protagonistes à cheminer, de fracture en fracture, dans le dynamisme et la lassitude, dans l'espoir et la détresse, au cœur d'un espace et d'un temps donnés ?

Car si cette « rencontre » s'avère amplement sollicitée et préconisée tout au long de ce douloureux cheminement, puis désirée, plus intensément encore, lors même que le praticien se devra d'avouer son impuissance à guérir, cette « relation de particulier à particulier » ne pourra que difficilement s'appuyer sur un quelconque modèle d'échange tant que l'espoir de la réussite anime encore le malade et son médecin. Dans cette phase d'attente et d'espérance, tous deux éprouveront le besoin de se situer au cœur d'une interaction souvent édifiée sur un mode parental, dans une relation protecteur-protégé, et ce à la demande explicite du malade et en dépit de son assurance et de sa maîtrise parfois, inhérentes alors à une forte personnalité.

C'est précisément parce que « l'individu » s'efface au profit du « médecin » dans cette première phase d'espoir et de combat que le malade peut

---

1. C. Bernard, S. Elbaz et V. Meininger, *op. cit.*

l'investir d'une force et d'une autorité aptes à le décharger du fardeau de devoir chercher à tout comprendre et à tout intégrer. Par ce vouloir être dans cet appel incessant à la réassurance, il tend à laisser le médecin seul détenteur des « secrets » de sa santé, seul acteur apte à choisir, en toute souveraineté, le meilleur projet thérapeutique. Ne serait-ce pas précisément le praticien, malade à son tour, qui symboliserait le mieux cet abandon à l'autorité médicale ? En effet, « pour ce médecin-malade en qui le malade cède au médecin, la tragédie demeure phénomène... Mais il arrive aussi que le médecin-malade, tout en restant un peu médecin dans son malheur, soit encore plus malade que médecin : il n'est alors qu'une misérable créature englobée avec toutes les autres créatures dans le même destin et dans le même mystère.[1] »

C'est aussi précisément parce que l'attitude du médecin est en syntonie avec l'image idéalisée par le malade que le patient n'est pas tenté de manifester des signes de méfiance ou de scepticisme à l'égard du savoir du praticien et qu'il ne remet jamais en doute ses options thérapeutiques. Aussi, conscient de ne pouvoir affronter ce surcroît d'angoisse dû à l'effroi de la suspicion – car trop entravé lui-même par ses souffrances et ses propres frayeurs –, accepte-t-il souvent, en dépit de son épuisement et de son angoisse, de pâtir des effets secondaires parfois mutilants et dévastateurs de certains traitements lourds et douloureux mais encore et toujours garants, dans son propre regard, du savoir du médecin, encore et toujours porteurs, dans le regard du praticien, de son fol et inconditionnel espoir.

## *Les affres du doute*

Aussi chacun consent-il à se couler dans cette relation singulière et unique, édifiée autour d'une tacite re-connaissance de l'Autre dans cette volonté-de-sauver sans réserve et cette attente-d'être-guéri sans limite. Mais lorsque les traitements se révèlent, l'un après l'autre, d'une terrifiante et consternante inefficacité ; lorsque chaque espoir réitéré se solde par une défaite d'autant plus insoutenable que les moyens mis en œuvre se sont avérés particulièrement mutilants pour le malade (tout en épuisant d'autant les ressources thérapeutiques du médecin), lorsque le savoir ébranlé tend à s'amenuiser au fil des tentatives toujours plus infruc-

1. V. Jankelevitch, *La mort* , Flammarion, coll. Champs, 1977.

tueuses du soignant avant que ne s'insinuent peu à peu en lui les affres du doute, le regard que le médecin pose alors sur lui-même et sur son malade se révèle tout à coup générateur d'une angoisse nouvelle. Ample et diffuse, celle-ci le contraint à retarder encore l'instant de l'affrontement pour parvenir à braver ce regard désormais « autre » que le malade s'apprête à poser sur lui. Car à l'instar du malade, le médecin éprouve à son tour le besoin de se ménager un temps pour une prise de conscience de son échec thérapeutique et des confins de son savoir, dans ce douloureux face-à-face avec lui-même au regard de la perception d'une faillite et de l'acceptation de son incapacité à guérir, lors même que se profile déjà la troisième phase, lourde de l'inacceptable idée de mort.

Aussi, tant que le médecin peut repousser la visualisation de ces phases à venir en temporisant, pour lui-même, l'intégration de son impuissance, parvient-il peu ou prou à surseoir à l'énoncé de ce dit terrifiant, propre à désorganiser la réalité psychique du patient et à épuiser l'espoir, transfigurant dès lors le regard à la fois hostile, incrédule et désespéré que le malade pose désormais sur ce démiurge déchu.

### *Le désarroi du médecin*

Ainsi destitué de sa toute-puissance et désemparé par ces regards ambivalents et désespérés qui lui renvoient à la fois l'amertume d'une attente trahie et l'espoir d'une indéfectible illusion ; victime-émissaire de l'échec d'une mission pour laquelle il fut investi de tous les pouvoirs par chacun des membres de cette famille élargie soudain rompue par le découragement ; pris sous les feux croisés de tous ceux qui, liés hier encore par un serment tacite d'allégeance dans la croyance et l'idéalisation d'un projet de vie, faisaient cercle autour de lui dans un agir confiant ; désarçonné enfin par cette chute d'un piédestal naturellement dressé sur l'autel de son savoir, le médecin se sent habité et envahi par une soudaine et sournoise inutilité au regard de son rôle essentiel de réparation, démuni par la vacuité même de son savoir et l'appréhension croissante de devoir changer de registre pour un rôle autre et non encore défini, dans ce désir ambivalent de vouloir à la fois demeurer aux côtés de son malade tout en cherchant à oblitérer son échec en se laissant aller parfois à confier son malade à d'autres.

Mais lors même que la velléité d'abandonner son malade l'effleure parfois dans cette évidence irrésolue de ne pouvoir guérir, le médecin accepte rarement de jouer ce rôle sans se battre d'abord contre lui-même, trop conscient qu'il est de la nature de sa propre ambivalence, susceptible alors de s'exacerber étant donné les fondements mêmes de son interaction au malade. En effet, le médecin ne peut ignorer que plus son malade l'aura investi d'un pouvoir et d'une confiance illimités, moins il tendra à concevoir l'irréversible évolution de son état. Ainsi écartelé entre les attentes démesurées du malade et la réalité médicale dont il est encore seul détenteur, conscient aussi de la dénégation massive du patient devant toute évocation d'un pronostic létal, le médecin est enclin – pour différer l'annonce de la mauvaise nouvelle – à persévérer dans l'action en s'engouffrant dans une thérapeutique « miracle » afin de suspendre encore le funeste impact de l'échec du traitement.

Cette tentation du médecin de *persister dans un agir* thérapeutique – propre à geler le processus psychique de chacun et susceptible de prévenir la déroute des phases à venir – s'impose avec d'autant plus d'acuité que l'échec *ex abrupto* et définitif d'un certain projet thérapeutique le laisse toujours interdit : cet anéantissement brutal de l'espoir d'une rémission chez un patient dont les traitements lourds auront entraîné une aggravation immédiate de son état avant même qu'il n'ait pu jouir du moindre bénéfice du projet thérapeutique, est vécu par le médecin dans la douloureuse vacuité d'un geste agressif et destructeur, illusoire et stérile.

Et pourtant, même lorsque le praticien se situe hors de la fulgurance d'un échec immédiat, lorsque l'aggravation de la maladie coïncide avec une évolution présumée et quasi banalisée par la réitération de ses propres expériences pour le laisser évoluer sur le terrain connu d'une maladie « à phases répertoriées », ce décalage avéré entre son propre savoir et le désir du malade, entre l'irréductible certitude et le déni de l'évidence, cette discordance entre la vérité objective de la médecine et la réalité psychique du patient, le projettent au cœur même d'un dilemme impossible, malaise redouté et réitéré à chacun de ses face-à-face avec son malade.

Démuni par son incapacité à guérir et son impuissance à neutraliser la mort, désemparé par ces regards-détresse qu'il craint de ne pouvoir soutenir et moins encore porter, le médecin prend toute la mesure de la complexité de sa relation au malade. En effet, la relation médecin-malade prise dans la mouvance du désir du malade engage souvent le soignant, au-delà même de son « rôle », au seuil de cette phase palliative où le médecin-sujet prend souvent le pas sur le médecin-praticien.

C'est en effet sur la base de la relation préétablie, de la capacité d'intégration du malade et de ses propres aptitudes à affronter ce décalage en dépit de son tiraillement entre une humilité générée par son impuissance et le miroir déformant d'une image si difficile à briser que le médecin tente d'ajuster son action thérapeutique et son comportement relationnel dans une attente anxieuse de parvenir à estomper cette discordance, tout en aidant son malade à combler son « retard » et à poursuivre son cheminement psychique vers une résignation toujours plus douloureuse et irrecevable.

Mais c'est dans cette phase de désarroi dans l'expectative entre soins curatifs et soins palliatifs, au sein de laquelle il s'interroge souvent sur le sens de son investissement et le non-sens de sa présence dont l'inanité le trouble et l'afflige, que le médecin se trouve poussé à réagir dans une diversité d'attitudes parfois extrêmes et inattendues. Cette hétérogénéité de réponses alors imposée par la nécessité d'une mobilité constante – et dans le temps et dans l'espace – ne peut que s'intensifier par la prise en charge simultanée de plusieurs patients dont la dissemblance dans les personnalités et la disparité dans les traitements (eu égard aux différents stades de la maladie) le portent à se retrancher dans une *distanciation affective extrême* ou à se réfugier à l'inverse au creux d'une *identification maximale*, lorsqu'il ne privilégie pas parfois une forme d'absence dans la fuite et la *dérobade*.

Convaincus de répondre implicitement à l'ambivalence de la demande du malade de maintenir un espoir fût-il illusoire, conscients de la force de certains mécanismes de défense repérés parfois de longue date, certains praticiens hésitent à s'exposer au péril d'un vide thérapeutique nécessairement conjugué à de soudains élans de compassion. Ils tendent à renier cette option en s'engageant dans un ultime traitement susceptible d'alimenter encore cette frange infime d'espoir et de confiance chez le malade. Ainsi, par cet « offrir dans l'agir » qui les autorise à contenir en eux toute forme d'empathie explicite afin de ne pas se soumettre à une compensation dans l'affect, tentent-ils de répondre à une double exigence dans l'inter-relation que soignant et soigné veulent encore préserver hors d'une si redoutée et douloureuse incommunicabilité : craignant que tout élan d'émotion ne soit vécu par le malade comme une transgression de sa fonction, un manquement au professionnalisme et un débordement émotionnel susceptible de porter préjudice à cette impérieuse nécessité pour le malade de voir son médecin toujours apte à « garder la tête froide », le praticien s'attache à sauvegarder la maîtrise requise dans la réserve et la retenue, encore indissociables – dans l'esprit du malade – d'un comportement neutre mais nécessaire à une mise à profit maximale d'un savoir-pour-guérir.

Ainsi autorisé par son malade à ne jamais « laisser tomber la blouse », le médecin parvient à conserver l'illusion précaire d'une maîtrise technique désormais inopérante mais dont il ne saurait encore se départir, tant la traduction de l'angoisse et du désarroi, de l'émotion et de la tristesse, du laisser-aller de l'affect après le lâcher-prise du pouvoir engendre en lui de renoncements et de déchirures. C'est la précipitation de cette cascade de faillites qu'il tend à temporiser par une *distanciation* salutaire de l'affect au profit d'une alliance illusoire dans la technique. Il se cache ainsi, grâce à la propre ambivalence du malade, son impuissance et son refus à se résigner en se réfugiant derrière cette symbolique blouse blanche qu'il rêve encore de voir agir comme un bouclier salvateur, propre à assoupir le désespoir du malade et sa propre faillibilité.

À l'instar de ceux qui privilégient une distanciation affective tout en faisant corps avec leur malade sur un plan médical pour encore faire illusion et s'illusionner eux-mêmes, c'est toujours la peur du vide thérapeutique qui pousse certains praticiens à « faire âme » avec leur malade pour mieux se dérober à leur impuissance technique, offrant alors d'eux-mêmes cette part intime qui engage l'homme plus que le médecin au regard d'un être qu'ils savent d'ores et déjà abandonné par la médecine.

Tout aussi incapables de soutenir ces regards d'angoisse face à leur propre inaptitude à guérir, ils en « oublient » le corps souffrant et les projets thérapeutiques inopérants – échec encore inaudible pour le malade – en instaurant une relation de sujet à sujet si étroite, si chaleureuse et « humaine » que le malade est lui aussi tenté, pendant un temps, de se détourner de la souffrance de son corps tant il se sent flatté d'exister à nouveau et d'être ainsi reconnu comme sujet à part entière par cette réhabilitation extérieure de son intime détresse qu'il croyait ne plus appartenir qu'à lui et à lui seul.

En créant cette forme maximale *d'empathie* qui l'autorise, par un agir dans l'affect et l'émotion, à compenser sa faillite thérapeutique dans cette traversée d'une phase à la fois plane, pâle et stridente, le médecin parvient peu ou prou à se convaincre des bienfaits pour le malade d'un tel rapprochement affectif, sans vouloir réaliser toutefois que cette attitude empathique l'autorisera lui aussi à tenter de ne plus voir les inguérissables blessures d'un corps qui lui échappe déjà. Ainsi, la revalorisation narcissique du médecin passe-t-elle par cet investissement objectal de l'affect qui a alors valeur de compensation et de réparation malgré son impuissance à guérir, toujours aussi désarmante et irrecevable.

Mais si la personnalité même du médecin, l'individualité du malade et l'interaction ainsi instaurée les incitent tous deux, dans le donner et le recevoir, à tendre naturellement vers cette forme d'empathie cordiale et spontanée, le médecin n'a souvent d'autre choix que de se laisser prendre dans les rets d'une relation imprévisible et intense, chaleureuse et souvent cruelle lors même qu'il reconnaît en son malade un soi-autre inattendu, sous ses propres traits ou ceux d'un être cher. En effet, par le biais de certaines affinités réelles ou présumées, de similitudes relatives au caractère ou au physique, à l'âge ou à la profession, par l'effet de troublantes résonances affectives personnelles, reconnues ou inconscientes et qui l'impressionnent jusqu'à l'émouvoir au point que toute forme de distanciation lui paraît plus qu'irréelle et intolérable, le médecin est alors tenté de s'engouffrer tout entier, au cours de cette phase d'impuissance aiguë et non encore avérée, dans un laisser-aller de l'affect inhérent au processus même de ce mécanisme d'identification à la fois inconditionnel et périlleux. Mais il risque souvent de se brûler dans cette relation d'empathie massive, instinctive et comme imposée par cette projection de tout son être sur le sujet-malade ; cette identification le conduit parfois à un rapport émotionnel d'une telle intimité que le symbole de la blouse blanche – par sa soudaine « transparence » – tend à s'évider de son pouvoir réparateur. Certains malades sont effrayés par cette « nudité » étrange, propre à ébranler toute perspective de guérison.

Refusant la distanciation affective propre à privilégier un faire illusoire sur le corps en attendant l'idée-de-mort, déniant l'empathie maximale qu'ils pressentent n'être qu'une autre forme de pouvoir d'emprunt, certains médecins reculent devant une telle alternative maximaliste, souvent incompatible avec leur propre personnalité et la relation préétablie avec leur malade, envers lequel ils s'étaient toujours attachés à maintenir un équilibre salutaire, entre pouvoir médical et ascendant affectif.

Mais dans cette phase attentiste entre soins curatifs et soins palliatifs où la bonne distance semble si difficile à trouver, le médecin se retrouve à découvert, à la fois exclu de son propre projet thérapeutique et de la réalité psychique de son patient, dessaisi de tout pouvoir et incapable de s'agripper à une opération défensive suffisamment massive pour éviter de choir. Perdu dans un *no man's land* de vacuité sur tous les fronts, il se réfugie volontiers dans une non-relation temporaire en privilégiant la *dérobade*, préférant s'exclure du champ de vision du malade plutôt que d'avoir à lui signifier, par une présence-absente, son désarroi et son impuissance. Mais ce choix d'un non-choix est souvent vécu par lui dans la douleur de l'abandon, dès lors qu'il engendre une vigoureuse incompréhension de l'entourage et que cette fuite indéchiffrable est souvent lue comme une esquive face à lui-même, au lieu de la protection d'urgence de l'être qu'il sait ne plus pouvoir sauver. Blouse blanche désormais invisible ou furtive, il confie alors implicitement son malade aux autres membres de l'équipe soignante pour se cantonner dans une forme d'expectative embarrassée, malaisée et ingrate, tout en guettant de loin – mais toujours avec une vigilance extrême – la progression du cheminement psychique de celui qui n'ose encore exprimer son trouble et son tourment face à cette « absence » et au sens de cette soudaine défaillance.

C'est précisément cet intense flottement auquel le médecin se trouve acculé dans cette phase d'une souffrance propre, intime et personnelle entre le ne-pouvoir-guérir et l'idée-de-mort, cette immobilité à la fois stridente et silencieuse qui le déchire dans une relation de soi à soi – alors projetée dans le regard du patient – qui l'obligent à se protéger pour sauvegarder les fondements de sa relation au malade, en vue d'un à-venir plus convulsif et terrifiant que jamais. Ces procédés attentistes – de la distanciation affective (par la précipitation d'un agir thérapeutique) à l'identification extrême en passant par la dérobade physique – laissent souvent le médecin contrit par cet auto-rejet travesti et se manifestent rarement de façon aussi massive et radicale. Ces attitudes sont souvent tempérées par une insaisissable intrication de tous ces procédés, qui se modulent aussi en fonction de la personnalité du praticien et de sa perception des propres désirs et défenses du malade.

Mais si ces comportements temporisateurs, pour douloureux qu'ils soient pour le médecin, constituent autant de moyens pour signifier dans le non-dit une impuissance inhérente à l'irréductible présage d'une mort annoncée, ils représentent néanmoins pour le malade un temps de latence « propice » à l'appréhension alarmante et menaçante du flottement thérapeutique si redouté.

Ce temps ménagé par le médecin, aussi bien pour lui-même que pour l'intégration de sa propre impuissance par le malade, permet aussi au praticien d'aborder l'idée-de-mort en la dissociant de l'attente-de-la-mort. Cette quête interactive d'un sens, d'une légitimation de l'ultime tranche de vie de son patient, constitue une phase hantée, nous l'avons vu, par toutes les souffrances conjuguées d'une inextinguible ambivalence.

Mais aucune intégration, aucune avancée ni conquête sur la maladie, sur la douleur et la souffrance ne pourra advenir ni se concrétiser dans l'isolement, hors de la compacité implicite et essentielle de toute une équipe.

Car bien avant cette phase-charnière où le savoir du médecin s'étiole tout en fragilisant sa relation au malade, prélude à sa faillibilité dans cette exigence à devoir s'appuyer sur le groupe pour pallier le vide de son impuissance, dans cette obligation à devoir confier à d'autres – infirmière et aide–soignante – un corps qu'il ne peut plus guérir et qu'il ne saurait panser, dans cette douloureuse nécessité de les abandonner dans un agir d'une si ingrate inefficacité, dans cette résignation enfin à s'exclure parfois de l'ultime phase du mourir au sein de laquelle il craint souvent de s'égarer dans une défaillance relationnelle, bien avant de choir de son piédestal et d'abandonner son habit de magicien, le praticien est là aussi investi – au sein même de son équipe soignante – d'un rôle protecteur et tout-puissant. Père symbolique d'une famille à la fois composite et soudée autour d'un même dessein, chef d'un groupe dès lors subordonné à son pouvoir et incarné par la figure de l'infirmière dont l'omniprésence et l'efficacité seront les plus sûrs garants de la reconnaissance de ses compétences médicales, le médecin s'appuie toujours sur la force de ce couple insolite dont les spécificités propres le porteront à poursuivre un chemin en parallèle, plus souvent jonché de larmes que d'agrément.

Cette relation tend toutefois à se moduler au fil des blessures générées par le déni des transitions d'une phase à l'autre, s'intensifiant souvent dans une interdépendance de complicité ou s'altérant parfois dans un rapport de force, d'instabilité et de turbulence au sein duquel s'intriquent la soumission et la rébellion, la sérénité et l'incohérence. Mais c'est encore et toujours animés du désir de se rejoindre dans un savoir-faire pour le bien de « leur » malade et un savoir-être pour amoindrir sa souffrance qu'ils consentent, dans ce registre implicite, à partager un segment de l'histoire de cet être que la mort guette et qu'ils s'acharnent à retenir et à protéger. Retenir et protéger, en dépit des méandres de l'ambivalence de chacun, des difficultés inhérentes à la structure hospitalière, de l'impact de certains déchirements sur les fondements mêmes de leur engagement professionnel, de certaines déchirures aussi sur leur propre vécu, souffrance ineffable et proscrite.

### *Le désarroi de l'infirmière*

Le regard que l'infirmière pose sur le médecin, au cours de la première phase de combat contre la maladie, s'apparente souvent à celui du malade dans cette confiance commune dont ils investissent tous deux le praticien. C'est en effet grâce à cette confiance-certitude en une option thérapeutique, cette confiance-alliance en un projet commun, cette confiance-espoir enfin en une perspective de guérison ou de rémission prolongée que l'infirmière parvient à légitimer, à ses propres yeux avant de les justifier aux yeux du malade, certains de ses gestes alors bien souvent vécus dans la meurtrissure de l'intrusion. C'est grâce à cette confiance massive initiale qu'elle réussit à administrer certains traitements – certes vitaux pour son patient, mais dont la toxicité sera parfois si grande qu'ils engendreront des effets particulièrement dévastateurs sur le physique et le moral de celui-ci : nausées, asthénie et amaigrissement extrême constituent alors le lot quotidien du malade, qui en admettra souvent la nécessité dans cette résignation d'un mieux-être à venir, sauf lorsque certains effets seront vécus comme une altération irrémédiable et définitive de son image corporelle. Ils touchent alors à son identité même : l'alopécie tant redoutée, conséquence souvent implacable de certains traitements, plonge la plupart des malades dans un tel accablement que seule l'inébranlable conviction d'œuvrer pour leur bien, dans l'optique d'un projet thérapeutique conçu par le praticien, aide l'infirmière à ne jamais se vivre comme une « tortionnaire » en dépit d'actes souvent persécuteurs et agressifs tant dans l'immédiat que dans les effets secondaires de son geste.

C'est encore grâce à cette confiance qu'elle parvient à ne pas se laisser complètement envahir par certaines frayeurs, alors spécifiques aux soins infirmiers, mettant en jeu, dans le désarroi du doute et de la solitude, ses compétences et sa responsabilité devant l'apparition d'un syndrome inopiné, conséquence d'une éventuelle erreur de dosage chimiothérapique.

Mais tandis qu'il lui faut soigner le corps au moyen de drogues parfois extrêmement toxiques, nécessitant une infaillible vigilance, elle se doit d'entendre simultanément la plainte du malade et de répondre, séance tenante, à chacune de ses interrogations : lors même qu'elle s'attache à se concentrer sur un soin, soucieuse par exemple de vérifier la mise en place de la voie veineuse et attentive surtout à ce que les premières gouttes administrées n'entraînent pas de réactions allergiques, elle est souvent interpellée, au détour de son acte, par la détresse du patient énoncée sous forme d'une questionnement touchant au pronostic de sa maladie ou à son espérance de vie, expression d'une angoisse de mort qui la laisse d'autant plus interdite que ces mots douloureux s'introduisent comme par effraction dans un geste technique exigeant alors une parfaite maîtrise et une indispensable distanciation émotionnelle et affective.

Mais dès qu'une récidive ou qu'une flambée métastatique viennent anéantir tout espoir de rémission, l'infirmière se remémore chacun des gestes agressifs qu'elle aura dû pratiquer sans pour autant obtenir les bénéfices escomptés, s'interrogeant avec amertume parfois sur le bien-fondé de ses actes et la finalité de son investissement professionnel. À ce stade de l'évolution de la maladie, tout acte thérapeutique proposé devient source d'inévitables alliances et dissensions au sein de l'équipe soignante et, plus particulièrement, entre médecins et non-médecins. Car la réalité paraît beaucoup plus mouvante et complexe que l'apparente rigidité induite par un cloisonnement des rôles au sein d'une équipe où le praticien devrait « penser » un ultime traitement – susceptible d'échouer mais toujours vecteur d'espoir –, où l'aide-soignante ne s'attacherait qu'à « panser » le corps que l'infirmière serait trop souvent contrainte de devoir « agresser ».

Or l'infirmière se sent d'autant plus troublée et désorientée par cette forme d'agression physique exercée sur « son » malade qu'il lui faut persister dans l'action – alors requise par une prescription qu'elle vit souvent dans le douloureux anonymat de mots âpres et figés – afin de sauvegarder, même dans les affres du doute, l'indispensable image d'omnipuissance du médecin pour tenter de maintenir encore une lueur d'espoir. Souvent contrainte d'administrer des traitements qui feront peu à peu naître en elle perplexité et scepticisme tandis qu'elle est tenue de côtoyer le malade et sa maladie dans un incessant contact journalier, l'infirmière se sent parfois prise au douloureux piège de son propre rôle, à la fois « actrice » active et réticente d'un « jeu » de plus en plus difficile à tenir et « spectatrice » impuissante et désarmée d'une réalité médicale qu'elle détient pourtant (à l'instar du médecin). Il lui semble alors n'avoir aucune prise sur cette réalité étant donné la carence de pouvoir décisionnel à ce moment inhérente à sa fonction.

Car si l'infirmière possède aujourd'hui un « bagage » médical non négligeable du fait des responsabilités de plus en plus complexes qu'elle s'est vu attribuer au fil des dernières décennies – attributions particulièrement accrues au sein des services à haute technicité médicale –, s'il est précisé dans la réglementation de son exercice qu'un « rôle propre » lui incombe requérant une compétence non seulement acquise mais soumise de surcroît à une incessante évolution, si ces capacités l'induisent à se sentir plus apte à émettre un jugement clinique autorisé, elle ne détient toutefois ni le savoir ni le recul nécessaire favorisé par une forme de rationalisation élaborée lors du *staff* médical.

Mais c'est précisément cette « science sans science », capital inestimable basé sur une solide évaluation clinique acquise au chevet du patient, qui engendre en elle doutes et questionnements face auxquels elle ne peut que difficilement rester neutre dans sa relation au malade et dans son rapport avec le corps médical.

En effet – et en dépit du non-dit –, ses réticences quant au bien-fondé des options thérapeutiques risquent parfois de transparaître et d'être perçues par le patient lors même qu'elle administre certains traitements.

Cette inquiétante réserve ne peut qu'exacerber la méfiance et l'angoisse de mort du malade. Mais c'est la perception de l'amplification de la détresse du patient alors induite par son propre doute, c'est la paralysie qui l'enveloppe dans cet impossible à dire à propos de gestes jugés alors intrusifs et inutiles qui la poussent souvent à se situer dans la discorde, ouverte ou larvée, face au corps médical. Si certaines infirmières – plus jeunes, moins expérimentées ou dotées parfois d'un tempérament moins combatif – se retranchent plus volontiers derrière la prescription en privilégiant le repli sur le geste technique afin de fuir, autant que faire se peut, toute question embarrassante émanant du malade, beaucoup en revanche affichent leur désaccord en s'appuyant avec force sur leur solide appréciation au quotidien de l'évolution physique et psychique du malade.

Cette solide évaluation clinique autorise l'infirmière à exprimer sa réprobation ou sa colère à l'encontre du médecin qui persiste, par exemple, à prescrire des hémocultures au malade (alors en phase terminale et désormais « impiquable »), qu'elle doit néanmoins traiter en maltraitant inutilement un corps inerte et décharné.

Elle est ainsi souvent amenée à anticiper et à entrevoir « l'idée-de-mort », et ce bien avant le médecin lui-même, toujours en quête de nouveaux moyens thérapeutiques pour réfuter encore l'inéluctable.

Elle est portée – par sa présence constante aux côtés du malade et par des soins sans relâche prodigués – à mesurer l'amplitude des douleurs physiques du patient qu'elle souffre de ne pas voir pleinement soulagé. Cette impuissance la conduit à désapprouver la réticence de certains médecins (toujours empreints d'un espoir de rémission) à prescrire des antalgiques majeurs – tels que la morphine – de crainte parfois de précipiter l'échéance.

À cette appréhension du médecin répond souvent en écho la terreur du malade dans sa méconnaissance du maniement de certains antalgiques, comme si ses réticences à se plaindre ouvertement de ses douleurs au médecin (lamentations dont il abreuve largement l'infirmière) étaient inhérentes aux mêmes résistances : choisir, pour déposer sa douleur, un « exécutant » plutôt qu'un « décideur » de crainte que la plainte ne soit entendue, traduite puis explicitement formulée comme le signe d'une aggravation tangible de son état, propre alors à nécessiter le passage à des drogues toxiques si fortement redoutées.

Alors que les velléités de rébellion de l'infirmière envers le corps médical pourraient parfois être entendues et prises en compte en tant que légitime reconnaissance de ce savoir-faire, de ces compétences spécifiques et de cet indubitable attachement au mieux-être du malade, l'infirmière risque néanmoins de se heurter à certaines situations extérieures, inattendues et parfois paroxystiques. Celles-ci détournent le cours d'une option thérapeutique déjà vulnérable et tendent à anesthésier sa combativité et sa ténacité, réduisant à néant l'intime conviction qui la portait alors à s'impliquer pour le seul bien du malade.

Ainsi se sent-elle souvent découragée et vaincue parfois lorsque sa résistance à certaines prescriptions se trouve comme asphyxiée par une récupération extérieure – au détour de son absence temporaire du service, par exemple –, favorisant l'ingérence d'une collègue qui, plus docilement convaincue, aura exécuté le geste si intimement redouté et renforcé par là même l'amertume de l'infirmière devant cette douloureuse carence de pouvoir décisionnel.

C'est toujours empreinte de cette même rancœur qu'elle vit parfois l'« intrusion » d'une tierce personne au sein de son « couple » médecin/infirmière, alors que ce binôme parvenait à tendre vers le même objectif dans ce difficile passage de soin curatif à soin palliatif. En effet, en l'absence du médecin-référent, l'intervention en situation aiguë d'un autre praticien – qui optera parfois pour un passage en réanimation – bouleverse ce pas-à-pas si chèrement acquis, tronquant *ex abrupto* le dessein d'un projet thérapeutique mûrement défini et dont l'infirmière se sent alors totalement évincée.

Impuissante à faire entendre sa voix sur une option jugée hâtive et précipitée, elle se doit pourtant d'entendre celle des proches, contrainte de contenir l'angoisse anxieuse de l'entourage, pressée de répondre à la demande d'une présence constante au chevet du malade alors au comble de l'angoisse (demande toujours proportionnelle à son isolement affectif), et ce tout en devant donner un sens et une cohérence aux décisions prises hors de son assentiment et sans aucune sollicitation d'un avis préalable.

Mais c'est dans la phase du voir-mourir que d'inextricables désordres émotionnels viennent perturber la relation professionnelle au sein d'une équipe dont chaque membre aura sa propre approche intime face à celui qui va mourir, dans cette attente exorbitante d'une présence constante pour tenter de combler l'angoisse de mort.

Ainsi certains soignants prennent-ils cruellement conscience de leur comportement d'évitement et de dérobade – mécanismes jusque-là inconscients – dès lors qu'un autre membre de l'équipe parvient à établir une relation empathique avec le malade. La douloureuse perception de cette disparité relationnelle engendre alors un sentiment de culpabilité souvent intense et brutal qui rejaillit inévitablement, sous forme de rejet ou d'agressivité latente, sur celui qui aura réussi à soutenir le malade en édifiant une relation basée sur la confiance et l'échange.

Si les comportements de fuite du médecin suscitent, à leur tour, des réactions désabusées de la part de l'infirmière, celle-ci vit néanmoins cette « absence » dans le trouble de sentiments complexes et contradictoires : bien qu'habitée par un puissant ressentiment à l'égard du médecin qui se détourne et se dérobe, bien qu'envahie par un découragement massif induit par le vide médical, technique et relationnel, elle éprouve cependant un certain réconfort en découvrant combien le praticien a besoin de s'appuyer sur sa compétence et sur sa disponibilité dans cette phase d'une si douloureuse impuissance devant la faillite de son propre savoir. Cette reconnaissance implicite des mérites et des capacités de l'infirmière fait tout naturellement naître en elle le désir de saisir cette occasion afin de redonner un sens à sa fonction par une forme de compensation devant la mort, symbole de l'échec de la science et des médecins. En effet, dès lors qu'elle n'est plus tenue d'agresser le corps mais de prodiguer en revanche des soins de confort – au même titre que des mots de réconfort – pour soutenir le malade au plan tant physique que moral, elle se retrouve investie d'un autre pouvoir, qui ne repose plus sur le savoir-guérir mais sur un savoir-accompagner. Car s'il est vrai qu'elle souffre souvent de se sentir si peu reconnue dans ce rôle impalpable et usant – tâche que le médecin lui abandonne parfois bien volontiers –, s'il est vrai qu'elle doit fréquemment recueillir les ressentiments du malade, alors en proie à un véritable syndrome d'abandon devant les faux-fuyants du médecin, l'infirmière qui parvient à privilégier la dimension relationnelle au détriment du seul registre purement technique se sent revalorisée dans son rôle de « bon soignant ». C'est ainsi que le vide créé par la « désertion » de la médecine est souvent propice à un rééquilibrage des rôles préétablis, en conférant à l'infirmière une autre forme de pouvoir désormais reconnu, apprécié et explicitement protégé.

En effet, la « reconnaissance du désir » d'accompagnement ne pourrait s'envisager hors d'un « désir de reconnaissance », hors d'un passer-la-main dans la réserve et l'humilité, analogue à la confiance aveugle et massive que les soignantes avaient alors su témoigner au corps médical, au seuil des premiers symptômes.

### *Le désarroi de l'aide-soignante*

À la fois plus proche et plus distante, plus présente au corps et moins « impliquée » dans le projet thérapeutique que l'infirmière, l'aide-soignante se sent elle aussi profondément isolée à l'approche de la mort : privée de tout pouvoir décisionnel, écartelée entre une expectative en forme d'exclusion engendrée par « l'agi » des autres – traitement d'abord prescrit par le médecin puis administré par l'infirmière – et son propre agi édifié autour d'une constante mobilité dans ces soins à un corps en souffrance, elle constitue néanmoins, à l'orée de cette phase palliative, l'indispensable pivot de l'équipe, l'élément-passerelle entre les soignants et le malade grâce à son rôle de réparation devant l'extrême dépendance physique du patient, liée à la dégradation d'un corps qui s'échappe et s'épuise.

Mais à ce corps si souvent inerte et décharné réplique un psychisme perpétuellement en éveil pour tenter d'exprimer, tout en le niant, ce que le corps crie désormais haut et fort : c'est là que le malade fait naître chez l'aide-soignante ce soudain désarroi, source d'une souffrance à laquelle elle ne peut que difficilement se dérober. En effet, et tandis qu'elle aide le malade à s'alimenter, qu'elle l'assiste dans sa toilette intime tout en devant simultanément quitter ce registre en exécutant des tâches d'une nécessaire ingratitude (changer les draps souillés ou vider les selles et les urines du matin) ; tandis qu'elle est prise dans ce tourbillon d'un fébrile affairement pour tenter de contenir le temps et de veiller à accorder la même sollicitude aux soins non encore prodigués aux autres malades, le patient en profite pour tenter de l'extraire de son effervescence et la happer de son geste – alors tout entier concentré sur son corps – pour lui poser à brûle-pourpoint des questions cruciales touchant à son devenir et propres alors à engendrer, chez l'aide-soignante, une forme aiguë de sidération. Ainsi le patient parvient-il à suffoquer tout embryon de réponse à des questions qu'il n'ose souvent poser qu'à cette interlocutrice privilégiée dont il sait qu'elle ne détient « heureusement » – tout comme lui-même – aucune donnée palpable à l'authentification de son angoisse de mort.

Mais à ce stade avancé de sa maladie et en dépit de cet appel récurrent à apaiser une souffrance psychique face à laquelle elle se sentira complètement démunie, le patient l'investit néanmoins d'un rôle extrêmement précieux eu égard précisément à sa dégradation physique et à cette perte d'autonomie qu'il vit souvent dans les affres d'une douloureuse sujétion dont seuls le savoir-faire et le savoir-être de l'aide-soignante permettent d'atténuer le caractère avilissant et humiliant.

C'est ainsi qu'elle s'attache à préserver l'intégrité et l'inaltérabilité de l'être-malade en dépit de l'atteinte à sa dignité que représente cette perpétuelle intrusion dans l'intimité de son corps ; c'est ainsi qu'elle tente aussi de sauvegarder son entité de sujet par son énergie, sa sollicitude et sa constance à vouloir inlassablement le convaincre du caractère transitoire et temporaire de son état de dépendance, tout en l'encourageant à « tenir bon » et à ne pas se laisser aller.

C'est encore sa confiance dans l'agir de l'équipe qui la pousse à veiller à ce que le malade ne puisse jamais se vivre comme objet de soins – et moins encore comme objet d'expériences ; c'est toujours cette confiance qui l'incite à favoriser chez le malade cette acceptation à se laisser inclure dans un protocole de recherche et à se résigner parfois, en raison d'une surcharge de travail, à se voir soigner à la hâte en contrepartie précisément de cette reconnaissance indéfectible de son statut de sujet.

Mais pour parvenir à ce savoir-faire alors essentiel et vital pour le malade, pour approcher ce savoir-être à la fois inexploré et périlleux, que de tourments, de questionnements et de désarrois, que d'impossibles-à-dire et de difficultés-à-être dans cette subtile mobilité physique et psychique qu'il faut redécouvrir à chacune des phases de la maladie et au chevet de chacun des malades. Que d'émotions aussi à contenir au cœur de toutes ces interactions, au croisement de tous ces cheminements personnels et singuliers, au carrefour de toutes ces vies qui s'achèvent :

> « Au début de la maladie, on part pour se battre aux côtés du malade et de sa famille, pour obtenir un sursis, le plus long possible. Mais quand la maladie réapparaît, elle nous replace devant ce que nous voulions oublier, nos limites techniques et professionnelles. Nous ne sortons pas indemnes de cet investissement total et prolongé qui se solde trop souvent par des échecs : absence de rémissions, rechutes… et la mort parfois. Le contact permanent avec les malades nous confronte, dès le début de la maladie, à d'incessantes questions dont la réponse est le plus souvent du ressort du médecin. Diagnostic, thérapeutiques, durée du traitement, conséquences, tout est livré en un bloc au malade. Celui-ci ne peut assimiler toutes ces informations d'un coup et c'est au personnel soignant qu'il réserve ses interrogations, doutes et angoisses… Les mêmes questions sont posées maintes et maintes fois, parfois dans la même journée, à la même soignante ou à plusieurs d'entre nous. Pourquoi ? Le malade et les siens comprennent-ils nos explications ? Nous essayons pourtant d'être claires, précises dans nos “réponses”. Mais nous entendent-ils ? Veulent-ils mesurer notre compétence ? Veulent-ils confronter nos réponses ?
>
> « Nos informations précèdent celles qui sont données au malade et ce décalage peut être une source de malaise. Comment ne pas commettre d'erreur ? Comment garder une relation authentique quand on sait quelque chose que le malade ignore ? D'autant qu'il nous demande une certitude de

guérison alors que nous ne pouvons donner que la possibilité d'une rémission. Présentes à chaque instant de l'hospitalisation, il nous faut voir, vivre, partager la douleur physique ou psychique du malade ou de ses proches, quelle qu'en soit l'expression. À "partager" leur vie, ils finissent par occuper la nôtre. Ensemble nous attendons, ensemble nous espérons… Mais il arrive un moment où il y a trop d'images, trop d'émotions, trop de vécus. Trop de tout…[1] »

## *L'individu-soignant face à l'ambivalence du malade*

C'est à ce « trop de tout » que les soignants se trouvent en permanence confrontés et tout particulièrement dans cette dernière phase de strident immobilisme au cours de laquelle ils se heurtent à un inextricable faisceau de souhaits contradictoires, amalgames des clivages du malade, de ses proches et de leur propre ambivalence de soignant.

Car si chacun des protagonistes est parvenu – comme nous l'avons vu – à supporter le premier temps des souffrances au moyen de mécanismes de défense aptes à lui permettre de s'adapter au mieux à cette situation, c'est précisément parce que tous les regards étaient dirigés vers un seul et unique objectif, canalisés par une concentration de l'urgence dans cette lutte acharnée contre la maladie. Ce dessein alors commun à tous (du soignant, qui s'attachait à mobiliser tout son savoir, à la famille, qui s'évertuait à soutenir et à porter l'être aimé) permettait alors au malade de se rassembler en s'appuyant précisément sur la dynamique des forces des uns et des autres.

Mais lors même que cette période d'espoir tend à s'estomper et qu'à la lutte contre la maladie se substitue le douloureux combat contre la mort, ce temps constitue pour tous celui des frayeurs, du doute et de l'impuissance en dépit d'une commune ambivalence à vouloir encore se raccrocher à cette pathétique et illusoire espérance de vie.

Il est vrai que le malade parvient bien souvent à détourner son regard de cette irrecevable réalité en trouvant refuge dans le *clivage du moi*, ce résultat d'un conflit défini par Freud comme la « coexistence, au sein du Moi, de deux attitudes psychiques à l'endroit de la réalité extérieure en tant que celle-ci vient contrarier une exigence pulsionnelle : l'un tient compte de la réalité, l'autre dénie la réalité en cause et met à sa place une

1. Témoignage d'une infirmière, in *Revue de l'infirmière*, janvier n° 2, 1991.

production du désir. Ces deux attitudes persistent côte à côte sans s'influencer réciproquement.[1] »

Mais le mécanisme alors apte à faire cohabiter, chez le malade, deux attitudes apparemment contradictoires – l'une plongée dans la réalité d'une mort inéluctable et l'autre résolument tournée vers un désir de vie sans limite – ne s'applique pas seulement au patient mais à tous les êtres en souffrance qui l'accompagneront, à la fois déchirés et ballottés par le clivage du malade et happés par cette impérieuse nécessité de devoir, eux aussi, s'accommoder d'une réalité extérieure par trop oppressante.

Car pour tous ceux qui le côtoient (famille et soignants), le clivage du malade est souvent source de douloureux tiraillements, d'incompréhensions et de désaccords parfois, générateurs d'une pesante lassitude et d'un réel épuisement : alors même que le discours du malade est susceptible de varier d'un instant à l'autre et surtout d'un interlocuteur à l'autre, dès lors qu'il fait subir à chacun d'eux ce permanent changement de registre, le malade se voit contraint de consommer une énergie phénoménale afin de répondre en permanence aux deux versants vitaux de sa réalité, tout en contraignant l'entourage à brûler en retour une énergie tout aussi prodigieuse. Car le profond malaise du soignant face au clivage du patient tend toujours à s'exacerber du fait précisément de l'intrication de ses répercussions sur la famille et sur l'ensemble de l'équipe.

En effet, entièrement assujettis à l'ambivalence du malade, les proches doivent en permanence ajuster leur comportement et leurs émotions à la partie clivée qu'il aura « décidé » de leur renvoyer à cet instant-là et au sein de laquelle il « choisira » de se vivre à ce moment précis, renvoyant alors à ses divers interlocuteurs des images contradictoires, modulables et fluctuantes, tantôt empreintes d'espoir, tantôt voilées par la résignation.

Lorsque le patient renvoie ainsi son désir de se battre pour dénier l'aspect létal de sa maladie, la famille fait alors tout naturellement corps avec lui pour le soutenir en se remettant elle-même à espérer. Mais dès lors qu'il manifeste son découragement et sa détresse face à la difficulté de vivre sa déchéance, les proches tendent à interpréter l'expression de ce désespoir comme un refus de ce dernier temps d'une si cruelle vacuité, impuissance et désarroi qui font affleurer en eux de « légitimes » velléités de voir abréger ses souffrances.

Ainsi soumise à cette perpétuelle oscillation du malade, écartelée entre ses propres désirs antinomiques (pulsion de vie et pulsion de mort)

---

1. J. Laplanche et J.-B. Pontalis, *Vocabulaire de la psychanalyse*, Paris, PUF, 1967.

en fonction de ce qu'elle croit percevoir de l'attente du malade, la famille se trouve aux prises avec ses propres contradictions, déchirée entre la volonté incoercible de retenir de toutes ses forces l'être aimé et l'aspiration résignée à ne « plus le voir souffrir ».

Car si la nature et la force de l'ambivalence du malade se modulent en fonction de sa personnalité et des fondements de sa relation à l'autre, cet incessant et imprévisible changement de registre du sujet – toujours prompt à osciller entre combativité et résignation – a une double incidence sur les soignants, à la fois individuelle et collective.

Tout autant enferré dans son ambiguïté à l'égard du soignant qu'à l'égard de ses proches, le malade peut adopter à leur encontre des attitudes radicalement opposées, soit en privilégiant un repli sur soi dans l'isolement et le mutisme, soit au contraire en s'obstinant dans une quête incessante de présence.

C'est alors que le soignant se sent lui aussi écartelé par l'ambivalence de son propre comportement devant les réactions antinomiques du malade : paralysé par le silence et l'immobilité du patient qui préfére s'isoler pour se terrer dans sa détresse, le soignant oscille entre la tentation de s'effacer – pour se protéger de l'usure – et le désir de témoigner d'une sollicitude en permanence brisée par une absence de réponse alors infiniment culpabilisante pour le soignant du fait de son incapacité à contenir l'angoisse de mort du patient. Car l'incessante requête du malade d'une présence permanente et d'une indéfectible écoute engendrera à son tour un malaise tout aussi profond chez le soignant, à la fois enclin à répondre à cette demande pressante et massive d'empathie mais inquiet de l'intensité de l'investissement sollicité, exigence d'une abnégation qui finit par exténuer celui qui est désormais dépositaire d'une supplique toujours plus exorbitante.

### *Le groupe soignant face à l'ambivalence*

En bousculant d'abord les relations duelles (alors instaurées entre chacun des soignants et le malade), l'ambivalence du patient risque souvent d'entraîner l'équipe soignante tout entière vers une forme d'autoclivage qui l'atteint dans sa globalité et dans sa cohésion.

Car en fonction de ce qu'il perçoit du discours ambivalent du patient, chaque membre du groupe estime avoir appréhendé le véritable désir du malade : profondément convaincu d'avoir su décoder ses attentes et intimement persuadé de détenir *la* vérité sur la réalité psychique du patient, il ne réalise pas toujours que ces souhaits antinomiques – alors exprimés en aparté à chacun – sont tous empreints d'une égale authenticité, même si la nature des liens peu à peu tissés dans une relation donnée contribuent de surcroît à influer sur les désirs du malade, parfois désireux d'adhérer pleinement à l'attente de son interlocuteur ou à l'inverse tenté de s'opposer au désir de l'autre dans cette « ambivalence de l'ambivalence » alors au comble de l'indéchiffrable.

Cette incompréhension, alliée à l'usure et à la lassitude que le clivage du moi – pourtant salutaire pour l'équilibre du malade – engendre chez tous les soignants alors immobilisés par cette incessante mobilité psychique du sujet, est parfois génératrice de graves distorsions au sein du groupe, qui doit alors, pour la sauvegarde de chacun de ses membres, se résoudre à se diviser en vivant le dernier temps du malade dans la souffrance de la discorde et de la confusion. Car si le groupe soignant s'appuie toujours sur un professionnalisme à la fois vigilant et rassurant pour tenter de gérer la complexité de toutes ces ambivalences conjuguées, cette assurance tend néanmoins à se fragiliser à l'orée puis au cœur de ce dernier temps porteur de cette part irréductible d'incertitude et de souffrance.

Épuisés par le combat contre la maladie et la lutte contre la douleur, accablés par cette cascade de lâcher-prise et consumés par cet incessant va-et-vient entre désir de vivre et désir d'en finir, tous tendent peu à peu à perdre le sens de ce dernier temps, à vivre encore aux confins de la souffrance physique et morale.

Car ce temps autour de la mort est toujours lié à l'histoire personnelle de chacun, à sa culture et son éthique, à sa sensibilité, à son intellect et aussi à son humeur ; ce temps qui presse et qui s'éternise, ce temps qui s'use et qui use, ce temps si précaire et qui se dilue au fil du temps constitue à lui seul le support de chacun des conflits, la source de toutes les angoisses des protagonistes de ce dernier acte tragique d'une vie qui s'achève.

En effet, beaucoup ne parviennent plus à supporter ce temps et moins encore à le porter. Contraints alors de le révoquer, ils tentent néanmoins d'amoindrir leur angoisse par des processus de dénégation, parfois radicalement opposés.

Si ce temps répond pour certains à une réalité plus que tangible, il constitue cependant un tel non-sens au regard de la vacuité de cette invincible souffrance qu'il apparaît désormais comme l'ennemi à abattre dans cette velléité de vouloir abolir un temps de vide et d'effroi en supprimant tout naturellement ce qui le symbolise. Aussi certains soignants n'ont-ils d'autre recours que le passage à l'acte par le biais d'un endormissement total du malade, simulacre d'une mort qui pourra se concrétiser par une euthanasie active, parfois encouragée et cautionnée par les pressions des proches, alors portés par cet impérieux désir de mettre fin aux souffrances de l'être cher.

Mais le passage à l'acte induit par ce processus, qui consisterait à supprimer le sujet pour tenter de le « préserver » d'une mort avérée et qui s'assimile toujours à un geste humanitaire pour le médecin et à un ultime acte d'amour pour le proche, est davantage dicté par leur propre souffrance, alors projetée sur le patient, que par une requête implicite ou clairement formulée par le malade lui-même. L'incidence sur le proche de cette anticipation d'une réalité à venir, plus douloureuse encore, est parfois telle qu'il vivra souvent ce geste dans les affres d'une pesante culpabilité (parfois dévoilée lors de prises en charge psychothérapiques), et ce très longtemps après la disparition de l'être cher.

Pour d'autres soignants en revanche, ce temps paraît à la fois palpable et inexistant mais comme dénaturé et dissocié du patient, comme s'il ne concernait plus le malade et ne touchait ni à sa vie ni à sa mort prochaine. Incapables de prendre en compte ce temps et d'envisager de l'interrompre, de le prolonger et moins encore de le remplir, ils se limiteront à contenir la douleur et à répondre aux besoins vitaux du malade en s'attachant à « l'objet de soins » afin de mieux faire abstraction du sujet-désirant, alors immergé dans un espace-temps désormais atemporel.

## *Les soignants et la mort*

Si, « au centre du mourir, est bien le vivant-mourant, vient un jour où ceux qui restent en scène ce sont les autres, ceux qui se retrouvent confrontés à ce corps mort...[1] »

En dépit de la connaissance et de l'apprentissage, de la réitération et de l'accoutumance parfois, l'expérience du voir-mourir demeure toujours pour les soignants un trou noir dans lequel s'ensevelissent un à un les efforts accomplis et les échecs successifs, une défaite au regard de l'espoir d'un sujet que la maladie a vaincu en triomphant du soignant lui-même.

---

1. « Face au mourir ordinaire », in revue *Autrement* « La mort à vivre ».

Mais là encore se dégage cette double attitude – à la fois individuelle et collective – du voir-mourir et du dépasser-la-mort : si tous les soignants ne peuvent que vivre ce moment tragique dans la peine et la tristesse (douloureux flottement qui fait étrangement, subrepticement mais furtivement écho à leur propre devenir), la plupart parviennent néanmoins à dépasser assez vite cette phase par un « travail de deuil » tempéré par ce qui est et restera pour eux une « mort à la troisième personne ». Car l'indispensable distanciation affective, alors inhérente à cette conscience aiguë de l'altérité, active *de facto* le retour au principe de réalité, alors symbolisé par un réinvestissement presqu'immédiat dans un autre combat, pour une autre vie et pour un autre malade, encore tout pénétré de ce fol et inconditionnel espoir de guérison.

Certains en revanche abordent la mort de leur patient dans une empathie si extrême que sa disparition les laisse particulièrement affectés et affligés, perte qu'ils vivent parfois dans un chagrin et un accablement intenses – bien que fugaces et transitoires. En effet, l'édification d'une relation très privilégiée avec un malade, cet attachement alors généré par un phénomène d'identification inhérent à la propre histoire du soignant, fait naître en lui – et à cet instant–là – de douloureuses résonances affectives.

Mais l'expression de cette perte répond le plus souvent, au plan collectif, à des règles tacites et inhérentes au « lien groupal[1] » au nom duquel chacun se croit en devoir de taire ses émotions par respect pour l'être abandonné à sa finitude, par pudeur envers cette mort « à la deuxième personne » qui terrifie et anéantit le proche, par devoir enfin pour un métier qu'ils ont jadis élu et dont ils ne doutent plus qu'ils n'en pourront jamais séparer le bon grain de l'ivraie.

Ainsi sont–ils souvent portés à attiédir leur tristesse pour tenter de tempérer, dans le regard des autres soignants, toute forme de componction porteuse d'une périlleuse menace de voir la mort envahir la vie, encore et toujours symbolisée par d'autres malades et d'autres familles qui les attendent à deux pas de ce drame.

Car le soignant n'ignore pas qu'il devra toujours dépasser ces deuils réitérés pour se situer très vite au-delà de la mort, pour ne pas se laisser séquestrer par cet enchaînement de pertes et pour parvenir enfin à se maintenir encore dans un continuum de vies à guérir, s'il est vrai que « pour le médecin… la vie bouche les trous au fur et à mesure » et que – plus sommairement encore – lorsque « quelqu'un disparaît, un autre

1. E. Enriquez, « Le lien groupal », *Bulletin de psychologie*, tome XXXVI, n° 360.

occupe la place[1] ». En effet, hormis l'intrusion de certains souvenirs d'une nostalgique gravité qui affleurent parfois au détour d'une visite inopinée de la famille bien après le décès du malade, les vivants-à-guérir supplanteront les réminiscences en se substituant un à un aux malades disparus : « Nous ne savons renoncer à rien, nous ne savons qu'échanger une chose contre une autre ; ce qui paraît être renoncement n'est en réalité que formation substitutive[2]. »

1. V. Jankélévitch, *Penser la mort*, Liana Lévi 1994.
2. S. Freud, *Essais de psychanalyse appliquée*, Paris, Gallimard, coll. Idées, 1975, p. 71.

# 11

# *La collaboration thérapeutique*

## *L'épuisement du groupe et ses clivages*

Paradoxalement, ce n'est pas tant la perception de la mort, son vécu et la difficulté à la dépasser qui génèrent les souffrances les plus tenaces chez les soignants ; car « la mort du mort » (dont le devenir n'appartiendra qu'aux proches) constitue pour le soignant une finitude désormais reconnue et « consentie » alors même que la famille la dénie encore. La mort du patient, prélude alors d'un autre temps dont le soignant est automatiquement exclu au profit des proches, n'est en fait que le point d'orgue d'un long cheminement fait d'espoirs et de découragements, de rémissions et de rechutes sans cesse réitérés dans cette inextinguible volonté de tenter encore et encore l'impossible.

Cet épuisant parcours, inédit pour le malade et soumis à une perpétuelle redécouverte pour chacun des soignants, est à l'origine de sentiments souvent contradictoires, d'effets porteurs ou destructeurs, d'indéchiffrables réactions en fonction précisément de cette incessante oscillation des soignants entre omnipotence et impuissance : car un succès thérapeutique, une rémission ou même un accompagnement vécu comme « réussi » engendrent chez tous les protagonistes de légitimes sentiments de réconfort, d'euphorie ou de sérénité propres à souder et à revaloriser l'équipe en légitimant, aux yeux de tous, l'existence même de la collaboration thérapeutique.

En revanche, les échappements à la thérapeutique, l'angoisse inhérente à l'échec et l'absence de consensus face à la difficulté de redéfinir les contours d'un nouveau projet commun pour le malade plongent souvent les soignants dans le désarroi et la confusion, conscience d'une faillibilité qui les contraint parfois, pour amoindrir leur souffrance, à écorcher la cohésion du groupe en vivant leurs différends dans le conflit et la discorde.

D'abord confiné dans un malaise, une impuissance et une amertume dont l'irrecevabilité le contraint à garder par-devers lui des ressentis qu'il s'autorisera parfois à formuler hors de la structure hospitalière (auprès d'un ami ou au sein de la cellule familiale), le soignant ressent néanmoins la nécessité de rentrer très rapidement dans « l'arène » pour s'ouvrir peu à peu de son ressentiment et de ses difficultés relationnelles à un soignant-ami ou à un collègue-allié, confiant sa souffrance sur un mode à la fois informel et confidentiel d'abord, au détour d'un couloir ou autour d'une tasse de café. Ainsi protégés par l'intimité de cette relation duelle dont l'union engendre tout naturellement l'élargissement à d'autres soignants ralliés à leur cause, ces alliés forment, contre d'autres collègues, une sorte de front de coalition, qui prélude à la constitution d'un sous-groupe.

Constituées autour d'une certitude commune quant au bien-fondé des griefs formulés à l'encontre d'un autre sous-groupe, ces alliances se contractent souvent dans la turbulence et l'affairement. Chacun des soignants se sent contraint de faire partie d'un clan pour se donner l'illusion d'appartenir encore à une communauté d'idées et ne pas se retrouver isolé et fragilisé dans ses propres convictions.

Ainsi, à l'instar de toute autre collectivité, chaque clan hostile aux vérités affirmées par un autre sous-groupe constitue, dans cette interdépendance, l'indispensable bouc-émissaire sur lequel viennent se focaliser l'agressivité et le mal-être de chacun pour tenter de freiner la dépression latente et d'évacuer, vers l'ennemi reconnu et désigné, tous les tourments, les contradictions et les douloureux questionnements.

Parfois en revanche, l'agressivité tend à se condenser sur un seul bouc-émissaire incarné par un individu – médecin, infirmière ou aide-soignante – capable de concentrer sur lui toutes les rancœurs réunies, en fonction de son statut au sein même de l'équipe, en raison parfois de l'inconsistance de sa personnalité ou de l'antipathie unanime qu'il inspire au groupe.

Éclatement en sous-groupes ou choix « économique » d'un seul bouc-émissaire, le système des alliances – qui représente une constante au sein de toute communauté imposée ou librement consentie – risque cependant de déplacer le projet initial, alors commun au groupe, sur la seule introspection du conflit institutionnel, dans laquelle l'équipe consume parfois toute son énergie au détriment du soutien au malade en détresse.

## *Réinventer le « lien groupal »*

Conscients de l'impact de ces dérapages sur l'ensemble des interactions entre tous les protagonistes, convaincus aussi que la cohésion de l'équipe demeure le garant de l'optimisation de leurs potentialités (tant médicales que psychiques), certains soignants vivent souvent ces dissensions avec déchirement, litiges ouverts ou insidieusement latents qui risquent d'étouffer toute velléité d'objectivation ; ainsi, pour prévenir la dégradation de certains conflits en un état de fait permanent et définitif, s'attachent-ils parfois à susciter d'occasionnelles rencontres ou à provoquer des réunions plus formelles afin de favoriser la parole et de permettre à chacun de formuler un avis ou une remarque, d'exprimer aussi son malaise, ses réticences ou ses griefs. Mais le tourbillon incessant de la réalité hospitalière constitue souvent une telle entrave « naturelle » à la réflexion – au profit de la seule action, immédiate et tangible – que ceux-là mêmes qui sont animés d'une telle volonté se heurtent à bien des résistances avant de parvenir à se rassembler pour réinventer ce « lien groupal » essentiel et primordial pour l'équipe.

Les soignants se voient dès lors contraints de reconnaître que le groupe, par sa dynamique intrinsèque et son entité, est seul capable de leur permettre d'apaiser le trouble et l'angoisse de ces questionnements cruciaux et sans cesse réitérés à chacune des phases de la maladie : que faire lorsque guérir devient illusoire ? Quelle voie choisir entre l'irrésistible tentation de s'acharner jusqu'au bout et le désir de soulager les souffrances du malade ? Comment se comporter face à celui qui meurt ou qui va mourir ? Comment enfin aider la famille à supporter l'ambivalence du malade, puis la mort et la séparation ?

## *Une place pour un « psy » ?*

Dès lors que la récurrence de certains problèmes, alliée à l'urgence de situations éprouvantes, se fait chaque jour plus lourde et oppressante, certains éprouvent le besoin de déposer un peu de leur fardeau en acceptant un échange, souvent libre et spontané, ou en sollicitant un soutien plus structuré par la présence d'un intervenant extérieur, susceptible d'aider à une objectivation dédramatisante de toutes leurs difficultés grâce au support d'une analyse « technique » et d'une écoute « autorisée ».

Mais si la fonction d'un tel animateur (de préférence « psy ») s'avère aujourd'hui communément admise et reconnue, certaines résistances persistent néanmoins dans de nombreux services de médecine à haut risque létal où l'espoir de guérison dans l'agir demeure encore le principal moteur du groupe. Si les « psys » semblent par contre beaucoup mieux intégrés au sein de la plupart des équipes soignantes des services de maladies infectieuses (dans un soutien toutefois circonscrit le plus souvent aux patients et aux familles), l'institutionnalisation de réunions spécifiques aux soignants – connues désormais sous le nom de « Groupes de parole » – reste néanmoins fort peu répandue et insuffisamment cadrée, lorsqu'elle ne s'avère pas tout simplement stérile du fait d'une mobilisation souvent déficiente, propre alors à maintenir le groupe dans une apathique nonchalance. Dans les unités et les centres de soins palliatifs en revanche, la présence d'un intervenant extérieur s'impose désormais comme un apport naturel et essentiel à l'accompagnement du mourir en favorisant la préhension de la complexité des diverses sources de stress inhérentes à la prise en charge globale des malades en fin de vie. La majorité de ces soignants ont choisi de suivre une formation psychologique spécifique, et leur présence dans ces unités paraît de ce fait rarement fortuite ; ils vont se montrer dès lors plus aptes à intégrer la dimension du champ psychique au sein même du domaine strictement médical. Forts de cette prédisposition à ouvrir l'espace du langage par le biais d'un soutien psychologique, des groupes de parole « informels » se sont ainsi mis en place dans certains services dès les années 1980, avant que la circulaire ministérielle du 26 août 1986 n'en recommande officiellement la création dans le cadre des soins palliatifs en institution :

> « La majorité des malades terminent aujourd'hui leur vie dans un établissement de soins. Certaines unités d'hospitalisation ont un taux de décès particulièrement élevé : unités non-spécialisées, cancérologie, gériatrie, urgences, réanimation. C'est là que l'effort pour améliorer l'aide aux mourants doit porter en priorité. Des mesures doivent être prises pour améliorer la formation de tous les membres de l'équipe soignante. Il est souhaitable de prévoir des vacations de psychiatres ou de psychologues dans l'établissement ; certaines devraient être consacrées à des réunions régulières avec les soignants, pour les aider à analyser leurs réactions face aux malades arrivés à la fin de leur vie et ainsi développer un réel accompagnement. »

Mais si, au sein des unités de soins palliatifs, la présence de psychologues semble désormais acquise, elle continue néanmoins à susciter de nombreuses résistances tant de la part du malade que du soignant, et ce dans tous les services où l'espoir de guérison demeure encore la première préoccupation (en réanimation en particulier), comme si la prise en charge « professionnelle » des souffrances psychiques pouvait entraver l'agir thérapeutique et la lutte contre la maladie, comme si la seule présence d'un « psy » pouvait laisser s'infiltrer la mort à l'endroit même où les soignants s'acharnent avec autant d'obstination à la combattre, comme s'il symbolisait à lui seul les limites des techniques thérapeutiques, comme si enfin son absence autorisait encore le refus de cette impossibilité de guérir, le déni de l'impuissance, de la faillibilité de chacun et des inévitables scissions au sein du groupe.

Ces résistances, exprimées le plus souvent sur un mode implicite et propre à traduire la peur diffuse et largement répandue de cette part secrète et inexplorée de l'être, seront toujours subordonnées – dans les services à haut risque létal – à la douloureuse perception d'une évolution irrémédiable et néfaste vers ce lâcher-prise thérapeutique propre à laisser le champ libre au seul psychologue (parfois même perçu par le malade comme une sorte de « praticien de l'extrême-onction »). Révélateur d'angoisses, de frayeurs et de discordances, le « psy » risque en effet de violenter l'ultime processus défensif de la dénégation face à toute situation angoissante ou conflictuelle. Aussi, tant que les circonstances n'engendrent pas de crises avérées et surtout révélées par des signes tangibles d'épuisement ou de *burn out*[1] – ce syndrome dépressif capable d'entraîner une réelle crise d'identité professionnelle tout en réactivant parfois des difficultés personnelles –, les soignants s'empressent rarement de manifester le besoin de se réunir autour d'un psychologue.

Incapables encore d'accepter leur impuissance, qu'ils tentent de pallier par un acharnement à vouloir guérir un corps qui leur échappe de toutes parts, certains soignants acceptent la réalité de la dimension psychique (alors symbolisée par la présence physique du « psy ») uniquement dans la relation au malade, dont ils renverront indirectement les souffrances au seul « professionnel de la relation et du contact ».

Mais là encore la présence du « psy » pourra parfois engendrer chez le malade une réelle frayeur, un désarroi supplémentaire capable d'amplifier l'angoisse liée à sa dégradation physique. Si la plupart des patients désirent avant tout une prise en charge globale de leurs souffrances par les soignants eux-mêmes et si peu d'entre eux manifestent le désir d'une approche « psy » spécifique, c'est précisément parce que l'irruption

1. H.J. Freudenberger, « The staff burn-out syndrome in alternative institution », *Psychotherapy* (Detroit) 1975, 12 (1) : 72-83.

d'une telle présence est souvent perçue dans l'incongruité et la menace, comme si elle symbolisait la concrétisation d'une atteinte à la bonne santé mentale du patient, que la maladie aurait été jusqu'à altérer. Le soignant qui propose ce soutien spécifique au malade se doit de tenter de démystifier le caractère insolite et « intrusif » du psy par un contact préalable susceptible de rasséréner le malade tout en tentant de l'ouvrir à cette approche : « Je vous trouve un peu anxieux ces jours-ci ; rien de plus normal, bien sûr, avec ce que vous traversez actuellement. Mais si vous le souhaitez, vous pouvez bénéficier d'un soutien psychologique, pour vous aider un peu… Le psychologue du service a toute notre confiance et il est prêt à passer vous voir quand vous voudrez. Vous me promettez d'y réfléchir, d'accord ? »

Mais à l'instar des premières séances d'un groupe de parole (comme nous le verrons plus loin), le premier contact avec le malade, alors rarement accoutumé à une telle relation, s'avère souvent difficile et laborieux si le « psy » ne parvient pas à se départir quelque peu de sa réserve ni à « assourdir » son silence thérapeutique pour instaurer en revanche une relation cordiale, chaleureuse et empathique afin d'éviter le rejet et le tourment de la parole suscitée et non émise.

Pour parvenir à une collaboration fructueuse entre « psy » et non-psy – aussi bien dans une prise en charge directe du patient que dans une relation plus étroite au sein même d'un groupe de parole –, pour établir un pont entre les spécialistes du domaine organique et ceux du champ psychologique, chacun doit s'ouvrir à l'indispensable reconnaissance mutuelle inhérente à toute coopération durable et « réussie », dès lors qu'elle se forge sur une réelle considération et un authentique respect des compétences, qualités et attributions de tous. Mais pour parvenir à limiter le clivage psyché-soma et éviter les pièges d'une compétition entre psychologues et corps médical, liée précisément à ces zones de chevauchement que leurs fonctions recouvrent, le « psy » – qui exerce un rôle évident de sensibilisation à l'écoute – se doit néanmoins de la circonscrire afin de ne pas dévier le soignant de son rôle de clinicien. En effet, ce dernier doit savoir distinguer *la plainte* de *la complainte* face au patient qui tente souvent d'exprimer sa souffrance en y mêlant inconsciemment douleur physique et souffrance morale : si la complainte, expression de la souffrance morale, vise uniquement à être reconnue sans pour autant nécessiter un acte médical, la plainte en revanche, alors traduction de la douleur physique, exige toujours d'être évaluée puis traitée.

Les soignants attendent souvent de cet étrange personnage, ce spécialiste de « l'impalpable », une rationalisation de leurs difficultés par le biais de conseils précis – voire de recettes toutes faites – lorsqu'ils se trouvent confrontés à un problème récurrent ou à une situation douloureusement inextricable. Mais à cet appel à la rationalisation par des demandes souvent entières et abruptes, succède peu à peu un questionnement d'une plus ample souplesse sous une forme de moins en moins « pointue » et bridée. « Un jour, relate un médecin, j'ai demandé au psychologue s'il fallait dire ou ne pas dire la vérité au malade. Mais j'ai compris depuis que ce n'était pas la bonne question... »

### *Mise en place d'un « groupe de parole »*

La reconnaissance par le soignant de son propre malaise, de son impuissance et de son refus des clivages au sein de l'équipe authentifie un soutien et une formation psychologique institutionnalisés. Si chacun parvient à accepter ses propres difficultés et celles de l'autre en tant que légitime composante de la vie du service et non comme un vice de fonctionnement, si le groupe de parole parvient à trouver une légitimation de son existence en étant perçu par tous comme un temps réel de travail à inclure naturellement dans l'emploi du temps des participants, alors le groupe de parole parviendra parfois à atténuer cet isolement dépressif propre aux soignants qui accompagnent tous les malades atteints de pathologies lourdes.

Toujours animée du seul dessein d'améliorer la relation soignant-soigné, l'équipe pourra ainsi, sous la houlette d'un animateur, exposer ses difficultés lors de réunions régulières aptes à leur offrir un espace d'échange, un temps de partage propice à la réflexion et propre à rétablir une communication parfois déficiente et si souvent atrophiée par le malaise et le désarroi de chacun. Ainsi le groupe de parole pourra-t-il aussi bien constituer un lieu de soutien susceptible de prendre en compte la souffrance des soignants et de faciliter la régulation des fonctionnements internes, qu'un lieu de formation propre à favoriser l'apprentissage de l'écoute et de la prise de parole de chacun des membres de l'équipe.

Mais pour lui donner tout son sens, pour en légitimer les bienfaits et le sérieux, pour susciter cet enrichissement réciproque entre les soignants et éviter surtout que certains n'en contestent *a priori* l'utilité ou ne récusent tout investissement personnel, encore faut-il que le chef de service manifeste un réel soutien au groupe, en reconnaisse le bien-fondé et fasse clairement entendre sa voix. En effet, la présence du chef de service – surtout lors des premières séances du groupe de parole – légitime explicitement le fondement même de la démarche pour lui donner tout son poids et son authenticité dès lors que, tacitement investi du rôle de « père » de l'équipe, il se présentera comme le rassembleur d'une équipe parfois morcelée. C'est à cette condition seulement qu'il parvient à recréer autour de lui cette indispensable cohésion et homogénéité et que les soignants ne se sentiront jamais piégés par leurs dires, englués parfois par la crainte de devoir s'exprimer en présence de « patrons » ou de supérieurs hiérarchiques.

Si donc un groupe de parole parvient à se mettre en place, le « psy » devra favoriser l'expression des sentiments de chacun dans un climat de confiance, tout en gardant à l'esprit l'impérieuse nécessité de maintenir la raison d'être de ce « lien groupal », qui demeure toujours la prise en charge globale du malade. Car si le groupe « fait confiance au langage (comme dans la cure analytique) pour dénouer les problèmes, l'organisateur du groupe, autrement dit l'élément autour duquel s'est constitué le groupe est l'action (le projet commun) et non le langage[1] ».

C'est en ne perdant jamais de vue que la finalité du groupe est toujours l'amélioration de la relation soignant-soigné par l'atténuation de la souffrance des soignants que le « psy », convié à intervenir au sein d'un service, doit se frayer un chemin et faire preuve, dans la prudence, l'intuition et le tâtonnement, d'un certain doigté et d'une très large souplesse. Il sera capital, lors des premiers contacts, de prendre le pouls du service en veillant à ne pas culpabiliser les soignants – et plus encore à ne pas les déstabiliser par une approche inadaptée aux besoins de tout le groupe et aux défenses de chacun, tout en s'attachant à ne jamais être perçu comme une menace pour l'intégrité de l'équipe. En effet, la place d'un « psy » dans un service de médecine est loin de correspondre à ce qu'il a pu expérimenter dans ses activités psychiatriques ou psychanalytiques. La finalité du groupe de parole n'est pas de devenir un espace d'analyse des problématiques individuelles, qui – lorsqu'elles émergeront parfois – devront toujours être replacées dans le contexte professionnel afin de servir uniquement à la réflexion des membres du groupe. Le « psy » devra travailler à partir d'un matériau qui appartient au groupe et seulement au groupe ; il lui faudra souvent s'appuyer sur les défenses de l'équipe, sans toutefois s'empresser de les lever, pour ne pas les violenter.

En effet, une attitude inappropriée ou un langage ésotérique pourront engendrer le rejet pur et simple du psychologue, lorsqu'il ne constituera

1. E. Enriquez, *Le lien groupal, op. cit.*

pas lui-même une véritable source de stress pour les soignants en faisant vaciller *ex abrupto* des certitudes trop profondément ancrées. Le psychologue, qui se sentira alors particulièrement amer, découragé ou revendicatif au sortir d'une expérience malheureuse après laquelle il se vivra comme la victime d'un rejet qu'il aura pourtant inconsciemment induit, tentera de s'appuyer sur la rationalisation – au travers de sa propre subjectivité – ou s'assoupira, à l'inverse, dans la lassitude et la morosité.

Car s'il ne saurait être question de prétendre que sa présence soit une condition *sine qua non*, une exigence intrinsèque à la prise en compte d'un temps et d'un espace psychiques pour les soignants (dont l'instinct constitue pour beaucoup le meilleur « accompagnement »), les attentes sont parfois si démesurées que l'intégration d'un psy pourra souvent s'avérer périlleuse tant le chemin semblera bardé d'embûches.

En effet, tout comme le soignant doit tenter d'admettre ses failles en contrepoint de ses compétences et de sa spécificité, le psychologue doit accepter de « rester à sa place » pour espérer atténuer les résistances initiales de l'équipe et parvenir à une meilleure compréhension des enjeux relationnels au sein du groupe. C'est alors seulement qu'il pourra apporter cette dimension indispensable que constitue l'ouverture du champ de l'irrationnel et de l'impalpable.

S'il est vrai que le rôle primordial de l'animateur doit toujours viser à l'amélioration de la relation entre les soignants et leurs patients, son action ne sera efficace et bénéfique que s'il parvient à soutenir la dynamique du groupe en favorisant la prise de parole – qu'il veillera, autant que possible, à répartir équitablement – tout en tentant de gérer les silences autant que l'expression des émotions ; mais c'est en maintenant cet indispensable recul alors favorable à l'évaluation de ses propres limites que le psy pourra tendre enfin à cette valorisation d'un discours authentique des soignants. Il se devra alors de décoder les mécanismes de défense de chacun, eu égard aux inévitables tensions liées à l'angoisse de mort ; d'écouter et de partager la multiplicité des désirs exprimés tout en admettant l'unicité de chaque membre du groupe ; d'accéder à une certaine tolérance en se gardant de tout jugement ou parti pris et de négocier enfin une attitude commune, alors source d'un authentique enrichissement pour tous. Il lui faudra aussi prendre un temps pour ce temps de partage propice à l'expression de toute forme d'angoisse et à l'affirmation de toutes les convictions – formulées parfois avec véhémence – afin de réinsuffler de la vie à l'endroit même où on la voit disparaître. C'est alors que les soignants sentiront d'eux-mêmes que l'apprentissage de l'écoute de l'autre favorisera toujours leur propre capacité d'écoute du malade, dès lors que de leur propre décharge émotionnelle dépendront toujours celles du patient et de sa famille.

En dépit des personnalités de chacun et de la spécificité des problèmes rencontrés, les fondements et les objectifs essentiels du groupe de parole répondent à une certaine constance des besoins exprimés :

- échange d'informations de type médico-psycho-social sur les malades permettant aux non-médecins de donner un sens aux traitements administrés et aux médecins de tenir compte de certains facteurs sociaux dans l'aménagement de la démarche thérapeutique (en aidant par exemple un malade à assister à une fête familiale) ;
- problème de l'information à l'égard du malade (touchant au diagnostic ou au pronostic de sa maladie), qui constitue, dans un premier temps, la préoccupation majeure des soignants ;
- expression du sentiment d'impuissance face aux échappements à la thérapeutique et à la difficulté de répondre à l'angoisse du malade ;
- libération des émotions liées au décès d'un patient – décharge émotionnelle parfois exacerbée par une culpabilité (inconsciente ou explicitement formulée) d'avoir précipité l'échéance par des traitements lourds et toxiques ;
- verbalisation par d'autres collègues de sentiments de peur ou d'angoisse, alors susceptibles d'atténuer la propre sensation d'isolement du soignant implicitement « conforté » par l'impuissance clairement exprimée par l'autre ;
- expression, au sein de l'équipe soignante, des conflits liés à la lassitude et à l'usure face à certaines situations éprouvantes et qui se traduisent parfois par un déplacement, dans le reproche et l'agressivité, sur un autre membre du groupe.

Pour que ces groupes de parole puissent remplir convenablement leur office, il faut veiller au préalable à définir un certain nombre de modalités pratiques lors du premier contact avec l'ensemble des soignants présents :

- s'assurer de l'accord de principe du responsable hiérarchique s'il n'est pas le demandeur ;
- choisir une plage horaire qui puisse, autant que faire se peut, convenir à tous – au croisement des équipes du matin et du soir, par exemple ;
- définir la durée et la périodicité du groupe, à raison généralement d'une heure ou deux par semaine – ou par quinzaine –, en fonction de la taille du service ;
- convenir d'un lieu le plus convivial possible (comme une salle de réunion ou, à défaut, une simple paillasse ou même une table entre

deux piles de dossiers), à condition toutefois que ce lieu se trouve toujours à proximité des malades afin d'éviter aux soignants de s'angoisser à l'idée de les laisser seuls. Quelle que soit la taille de la salle de réunion, les soignants s'arrangeront toujours pour former un cercle, occupant très souvent la même place d'une séance à l'autre en fonction de leurs affinités. Cette stabilité topographique joue un rôle sécurisant de réassurance, comme pour mieux affronter la mobilité psychique exigée par la séance, qui se déroule toujours de façon unique et singulière, différente pour chacune d'elles et encore imprévisible pour tous.

Il arrive cependant que certains participants sachent d'emblée de quoi sera faite la séance, le groupe-soignant se réunissant déjà avant même l'arrivée de l'animateur tant le besoin de se retrouver autour d'une situation difficile lui apparaît comme une impérieuse nécessité.

Lorsque l'équipe ignore en revanche la teneur du groupe de parole, un temps de « remplissage », fait d'un échange de banalités, occupe alors souvent le début de la séance afin d'alléger le silence et de combler un temps « vide », un temps de latence indispensable pour enfin se poser, tenter de réfléchir et d'analyser, avant de se parler et de s'écouter.

En effet, le caractère insolite et parfois incongru de ces séances (pour les soignants non initiés), l'« inquiétante étrangeté » induite par la présence d'un « psy », l'institutionnalisation d'un temps de pause parfois considéré comme une entrave à l'organisation des soins journaliers, le sentiment enfin de n'avoir rien à dire parce que « tout va bien » ou qu'au contraire « plus rien ne va », sont autant d'obstacles à surmonter avant de se rassembler, d'aborder les relations soignant-soigné, d'évoquer les rapprochements et les divergences et de tenter surtout d'appréhender le vécu des patients.

Lors des premières séances du groupe de parole, les interrogations souvent troublantes et ineffables que beaucoup de soignants portent en eux sans oser les affronter (ni surtout les donner « en pâture » au groupe) restent souvent masquées, détournées ou révélées à mots couverts. Alors point de mire « suspect » de l'équipe, le psychologue est toujours fortement sollicité dans cette urgence des soignants à vouloir résoudre leurs difficultés dans ce temps nouvellement imparti à la parole. Aussi devra-t-il souvent se manifester pour asseoir sa crédibilité face aux attentes, désirs et réticences des soignants, tout en privilégiant aussi la transmission d'apports théoriques en fonction des thèmes abordés. En effet, avant de parvenir à une élaboration groupale de l'expression du questionnement et de l'angoisse, les soignants ont au début une approche individuelle et autonome en fonction de leur personnalité et de leur statut au sein de l'équipe ; c'est ainsi que certains s'empressent de déposer en vrac toutes leurs difficultés sans hésiter à se couper la parole tandis que d'autres se cantonnent frileusement dans l'expectative :

*Infirmière* : Le groupe de parole ?...Je ne vois pas très bien à quoi ça sert...
*Externe* : Peut-être à recharger les batteries !....
*Médecin* : Ce type de travail permettra peut-être d'ouvrir le dialogue...
*Infirmière* : J'aimerais bien travailler en équipe mais les pathologies sont si lourdes...
*Infirmière* : Trop dure, la confrontation avec certains patients...
*Externe* : Moi, je ne sais jamais quoi répondre quand le malade me pose des questions trop directes et je...
*Aide-soignante* : C'est vrai ! Est-ce qu'il faut tout dire au malade ?
*Infirmière* : Peut-être que toute vérité n'est pas bonne à dire !
*Interne* : D'autant que certaines familles nous demandent de ne rien dire au malade ; qu'est-ce qu'on fait dans ces cas là ?
*Médecin* : ...
*Infirmière* : En tout cas, moi j'ai surtout un sacré problème avec Mr A. : il m'épuise, il m'empêche littéralement de respirer, je craque, je crois que je vais craquer ! C'est plus fort que moi...
*Psychologue* : Bon.... et vous ressentez tous la même chose pour ce patient ?

À partir des émotions suscitées par l'infirmière, le psychologue peut faire travailler le groupe autour des interactions entre le malade et le groupe, puis entre le malade et chacun des membres de l'équipe. L'analyse collective des relations individuelles révèle la nature et l'origine des exigences du patient, souvent liées à son histoire personnelle, à sa dégradation physique et à sa propre personnalité, autant de facteurs susceptibles d'entraîner des mécanismes de défense parfois massifs envers certains soignants. L'intérêt d'une telle prise de conscience réside dans ce travail d'élaboration psychique groupal à partir d'une manifestation contre-transférentielle (sentiment négatif du soignant à l'égard du malade).

*Médecin* (chef de service) : C'est vrai que ce patient n'est pas facile, mais tout de même, avoir des sentiments aussi excessifs envers quelqu'un de si diminué, c'est un peu dur, non ?
*Infirmière* : Mais je ne comprends pas son agressivité à mon égard, il est souvent tellement exigeant que j'ai envie d'en pleurer parfois...
*Psychologue* : Vous savez, on a tous des sentiments contradictoires et parfois si violents qu'on essaye de tout faire pour les contenir et les réprimer dans notre relation à l'autre. Malheureusement, ils vont toujours finir par

filtrer sous forme de réactions impulsives et donc non contrôlées. Mais l'expression, par la parole, de l'ambivalence de nos propres sentiments nous aide aussi à les accepter et à reconnaître qu'ils existent en chacun de nous ; et parvenir à les nommer permet alors de comprendre que ce qui est dit peut aussi éviter d'être agi… Et puis, l'équipe sert aussi à ça ! accepter de passer le relais lorsque des pulsions trop négatives se manifestent...

*Médecin* : Ce matin, Mme R. m'a lancé une phrase dont je n'ai pas su quoi faire et je ne sais toujours pas, depuis, ce que j'aurais pu dire…

*Psychologue* : Que vous a-t-elle dit ?

*Médecin* : Mme R. a un cancer ovarien en phase terminale… Ce matin, elle m'a regardé dans les yeux et elle m'a dit, d'une toute petite voix : « Pourvu que je sois sortie pour Noël, pourvu que je sois auprès des miens ! »

*Psychologue* : J'imagine combien vous avez été mal à l'aise. Si vous voulez, on pourrait peut-être s'appuyer sur cette réflexion pour comprendre ce qu'elle signifie pour la malade et tenter de décoder ce qu'elle semblait attendre de vous.

Votre embarras et votre silence signifient en tout cas que vous avez pressenti ce matin que certaines réponses étaient inappropriées.

En effet, vous avez senti qu'une réponse positive du type « bien sûr, Madame, vous serez sortie pour Noël » aurait relevé, de votre part, d'un processus défensif de « fausse réassurance » dont elle n'aurait de toute façon pas été dupe.

À l'inverse, vous avez perçu aussi qu'une réponse négative telle que : « Malheureusement, je ne pense pas que votre état vous le permettra », se serait apparentée à un mécanisme de « fuite en avant » qui, en générant un état de sidération de part et d'autre, aurait risqué de bloquer tout dialogue.

En vous cantonnant dans le silence, vous avez certes aussi évité d'être dans une forme d'« esquive » ; vous auriez pu lui demander, par exemple, combien de petits-enfants elle avait, mais elle n'aurait certainement pas réagi, convaincue de ne pas avoir été entendue dans son désir.

En revanche, une réponse empathique prenant en compte l'ambivalence de la malade vous aurait peut-être permis d'être au plus près de ses désirs : « Je comprends combien cet événement est important pour vous et j'aimerais tant que vous puissiez le partager avec vos proches ; mais c'est vrai que personne n'est capable aujourd'hui de le prévoir avec certitude… Combien avez-vous de petits-enfants, déjà ? »

Une réponse similaire vous aurait peut-être permis de signifier à la malade la reconnaissance de son désir – qui se situe justement au niveau du manque et que sous-tend implicitement sa réflexion. En évoquant ensuite votre propre désir de la voir sortir par une implication personnelle dans l'expression de ce souhait (« j'aimerais tant… ») tout en mentionnant la réalité des limites médicales qui autorise le doute en laissant peu de place à la guérison (« personne n'est capable de le prévoir avec certitude »), votre

malade n'aurait alors pas eu le sentiment d'être abandonnée par vous au plan psychologique, soutien que vous auriez pu alors renforcer et concrétiser par une ouverture relationnelle, amicale et chaleureuse : « Vous avez combien de petits-enfants déjà ? »…
Mais vous savez, on peut aussi établir une relation empathique dans le silence à condition que la communication non verbale puisse s'appuyer sur un sourire parfois, un regard chaleureux ou une simple prise de main...

## *Fonctionnement de groupes de parole*

Les exemples qui suivent sont extraits de réunions d'équipes soignantes fonctionnant depuis quelques années mais qui se sont tenues dans deux services différents. Tandis que le premier groupe de parole aborde trois cas cliniques au cours de la même séance, le second résume en revanche quatre séances étalées sur trois mois, les soignants s'exprimant alors autour d'une même patiente.

Dans le *premier groupe de parole,* la psychologue (alors extérieure au service) anime des réunions d'équipe tous les quinze jours ; ce jour-là, trois soignants seulement sont présents en début de séance tandis que leurs collègues arrivent, de façon échelonnée, un bon quart d'heure plus tard.

*Psychologue* : Nous sommes peu nombreux, aujourd'hui...
*Infirmière* : L'équipe est mal, trop mal pour venir…
*Médecin* : C'est à cause du décès de Mireille.
*Psychologue* : Le décès a été brutal ?
*Aide-soignante* (en larmes) : Je ne m'attendais pas à son décès. Je suis rentrée ce matin après deux jours de repos… Samedi soir elle m'avait suppliée de rester dormir avec elle. Elle m'a dit qu'elle avait peur, qu'elle ne voulait pas mourir… Mais il arrive souvent que je ne sois pas là quand les malades meurent (sanglots)...
*Psychologue* : Oui, c'est dur… comme s'ils voulaient vous protéger…Qu'en pensez-vous ?
*Aide-soignante* : Je ne sais pas. Peut-être…
*Psychologue* : Qui était là quand elle est décédée ?
*Tous* : L'équipe de veille.
*Infirmière* : Oui, j'étais absente aussi, ces jours-ci.
*Médecin* : C'est difficile pour nous tous. On la connaissait depuis treize ans. Il y a eu une transformation aiguë de sa leucémie et elle a fait une subocclusion avec des coliques très douloureuses. Et en même temps, son

comportement s'est radicalement transformé ; elle est devenue très agitée et un peu confuse. Elle demandait une présence constante, jusqu'à exercer une forme de chantage envers son mari qui s'absentait parfois : « Ah, tu me laisses, tu te le reprocheras toute ta vie. » Mais elle disait aussi que son mari avait peur de sentir qu'elle allait souffrir et qu'il faisait tout à sa place ; elle répétait tout le temps : « Tout de même, je ne suis pas encore morte ! »... C'était dur pour lui… Il y a un an, elle a fait des complications : une varicelle maligne notamment, avec atteinte cérébrale ; ça explique en partie son changement de comportement, en plus d'une terrible angoisse... Mais on est complètement débordé en ce moment et comme on se sent moins disponible, alors on culpabilise. Un jour, elle m'a même proposé de payer une infirmière pour s'occuper d'elle tout le temps.

*Psychologue* : Elle avait peut-être besoin de se raccrocher aux vivants pour atténuer son angoisse.

*Médecin* : Oui, mais c'est difficile ; on est en effectif réduit : on a bien des aides extérieures mais pas toujours habituées à nos méthodes. Un jour, quand j'ai demandé à l'une d'elles de masser Mme X, elle m'a répondu : « Je l'ai déjà fait il y a une heure ! » « Eh bien, recommencez ! Même si vous ne faites que ça, il faut la masser encore et encore. » Je n'aurais jamais eu besoin de dire ça aux filles de l'équipe habituelle…

*Aide-soignante* : Souvent, elle me tenait la main en me disant qu'elle allait mourir. Je lui répondais que non, mais j'avais le cœur gros… Quand je pense qu'elle m'avait demandé de dormir à côté d'elle… (émotion extrême).

*Psychologue* : Mais vous ne pouvez pas être là nuit et jour....

*Infirmière* : Moi, je l'ai connue avec un autre comportement et ce changement a été très dur à supporter ; on avait quand même créé des liens. Ces derniers temps, il y avait beaucoup d'autres malades lourds dans le service et j'étais la seule infirmière. Mais dès que je sortais de sa chambre, elle me criait : « Reviens ! », et quand je revenais : « Au fond, tu es comme tous les autres, tu me laisses mourir, personne ne fait rien pour ma douleur. » Plutôt dur à supporter. Et puis, tout de suite après, elle me demandait ses injections de sérum physiologique ; ça la soulageait quand même… Au moins psychologiquement… Quand j'ai parlé à son mari de tout ça, il m'a dit : « Oh, tu sais, elle était comme ça aussi à la maison, un peu difficile et autoritaire… alors, je me réfugiais dans le bricolage… »

*Aide-soignante* : Une fois, son mari a voulu l'aider à boire le bouillon que je venais de lui apporter, pour me décharger un peu ; mais elle a refusé : « Non, non, laisse-la faire ! »... une autre fois, elle a vomi sur moi ; elle était très embêtée mais je lui ai dit que ce n'était pas grave… quand je pense qu'elle m'avait demandé de dormir avec elle… (pleurs).

*Psychologue* (s'adressant à l'infirmière) : Quand on souffre, on est terriblement angoissé ; ça explique son agressivité vis-à-vis de son mari et de vous-même, parce qu'elle vous connaissait bien…

*Aide-soignante* : En tout cas, moi, elle ne m'a jamais agressée !
*Psychologue* : Oui, elle a sûrement voulu vous protéger.
*Aide-soignante* : Elle me parlait toujours beaucoup. Un jour, elle m'a même dit : « Tu sais, mes enfants ne m'écoutent pas, ils ne comprennent pas ma douleur. »
*Médecin* : Treize ans de maladie, des hospitalisations à répétition, c'est difficile à la fin.
*Infirmière* : Elle se plaignait de ses enfants mais, en même temps, elle refusait de leur parler de sa douleur. Elle disait toujours : « Je dois avoir une souffrance digne pour mes enfants. »
*Infirmière* : C'est vrai, elle répétait souvent que ses enfants ne supportaient pas qu'elle se plaigne.
*Aide-soignante* : Sa petite-fille lui manquait beaucoup et, jusqu'au dernier jour, elle m'a demandé des nouvelles de mes petits-enfants à moi…
*Psychologue* : Oui, les enfants… mais pour eux aussi, c'était une manière de se protéger par ce mécanisme de défense : treize ans c'est long.... quel âge ont-ils ?
*Infirmière* : Une trentaine d'années. En tout cas, pour le fils aîné.
*Psychologue* : Il était donc adolescent au début de la maladie de sa mère. Mais il était impossible pour lui de vivre ces treize années en pensant chaque jour qu'elle pouvait mourir. Il a donc tout supporté pendant treize ans mais il ne pouvait pas, pendant tout ce temps, être le dépositaire de la douleur de sa mère : ça aurait été invivable pour lui… et pour elle.
*Infirmière* : Elle m'a dit un jour que sa belle-fille était assistante sociale ; j'étais contente et je lui ai dit qu'elle devait certainement se sentir très proche d'elle : « Oh, ne croyez pas ça, c'est tout le contraire… » Elle aurait tellement aimé être comprise de tous…
*Psychologue* : Mais il fallait bien que son fils se protège un peu, il aurait sûrement aimé avoir une mère qui blague un peu, qui ne soit pas que souffrance. Vous savez bien que l'entourage fait aussi ce qu'il peut. Si le fils s'était consacré à sa mère, il ne se serait certainement jamais marié et sa vie serait vide aujourd'hui. Elle a même accusé votre collègue (qu'elle connaissait pourtant bien) de la laisser mourir ; raison de plus vis-à-vis de son fils, qui a sûrement fait tout ce qu'il pouvait pour elle.
*Aide-soignante* : Elle était très coquette, vous savez ; dimanche dernier, on lui a fait un shampooing et on l'a tenue devant la glace ; je crois qu'elle était contente. Elle aimait bien quand on passait la voir avant de partir, habillées « en civil »...
*Infirmière* : Mais elle était trop dure avec nous les derniers temps, presque méchante. J'ai dû passer le relais à d'autres collègues, je n'en pouvais plus… mais j'étais mal, j'ai eu l'impression de l'abandonner...
*Psychologue* : Mais non, le relais est essentiel ; dans un contexte difficile, il permet toujours au patient de ne pas se sentir oublié.

*Aide-soignante* : Elle me tenait souvent la main parce que ça lui permettait de se calmer un peu ; mais dès que son mari arrivait, elle manifestait à nouveau ses douleurs pour ne pas que je m'en aille… Quand je pense qu'elle m'avait demandé de dormir à côté d'elle...

*Infirmière* : Moi, je ne l'ai pas vue souvent mais j'ai beaucoup parlé avec son mari ; à la fin, il était triste : « Je ne sais pas pourquoi je viens et je ne sais pas si je vais continuer à venir : elle me regarde toujours avec haine et agressivité, elle ne me parle qu'avec méchanceté. »

*Psychologue* : Il commençait peut-être à prendre un peu de distance...

*Infirmière* : Oui, c'est ce qu'il disait, d'ailleurs.

*Infirmière* : Leur problème de couple était ancien, il y avait une sorte de haine rentrée ; ça s'est un peu tassé quand elle est tombée malade mais la haine a resurgi dans les derniers temps.

*Infirmière* : Et pourtant, il s'est complètement effondré quand elle est morte. Il s'était préparé mais il n'était pas encore prêt.

*Psychologue* : Mais il l'a quand même accompagnée jusqu'au bout… vous aussi, d'ailleurs.

*Infirmière* : À propos, je ne sais plus quoi faire avec Luc : il refuse de voir sa mère. Il paraît qu'elle a des troubles psychiques. Il m'a demandé de lui dire qu'il était trop mal pour la voir. Mais ce n'est pas à moi de le lui dire et puis, on ne peut pas interdire non plus les visites. Et il ne veut même pas qu'elle sache que c'est lui qui ne veut pas qu'elle vienne.

*Psychologue* : Êtes-vous prêts à lui dire que c'est trop difficile pour vous de vous immiscer dans leurs problèmes familiaux ?

*Infirmière* : Oui, bien sûr, je le lui ai déjà expliqué. Mais, en attendant, elle téléphone tous les jours et elle répète chaque fois : « De toute façon, je vais venir » ; en tout cas, pour l'instant, elle n'est pas encore venue une seule fois…

*Psychologue* : Elle doit donc sentir qu'il ne souhaite pas la voir ; si elle n'est pas encore venue alors qu'il est hospitalisé depuis trois semaines, je crois qu'il faut laisser faire ; et si elle finit par venir, il sera toujours temps d'en reparler ensemble. D'ailleurs, quel est son pronostic ?

*Médecin* : Il a un lymphome du Sida, le pronostic est très mauvais : la famille n'est pas encore au courant et le patient n'est pas non plus préparé. En plus, vu l'altération de l'état général, la prochaine étape, c'est celle d'un cathéter central : est-ce qu'on doit tenter le tout pour le tout pour permettre une vie à domicile ? Je ne sais pas mais je suis très inquiet…

*Interne* : Il semble pourtant plein d'espoir : il m'a même dit qu'il se battrait et qu'il avait confiance !

*Médecin* : Peut-être, mais au plan médical, il va beaucoup moins bien, ces jours-ci. Je crois qu'il faut se donner huit jours de réflexion avant toute option thérapeutique.

*Infirmière* : En ce moment, il est très agressif ; il m'a dit hier : « Je m'en

fous d'avoir de la fièvre ; de toute façon, j'en avais déjà chez moi. Alors je veux rentrer. »
*Aide-soignante* : On dirait qu'il a perdu son éducation ; il ne met plus jamais sa main devant la bouche.
*Aide-soignante* : Il dit tout le temps que les médecins et les infirmières ne sont pas à la hauteur, qu'ils ne sont même pas capables de soigner le lymphome et que c'est pour ça qu'on ne peut pas soigner le Sida.
*Infirmière* : C'est la même chose avec sa sœur qui s'occupe pourtant si bien de lui. Il semblait content qu'elle ait attrapé une pneumonie !
*Aide-soignante* : C'est pareil avec nous ; on dirait qu'il nous reproche notre bonne santé.
*Psychologue* : Oui, il faut le comprendre : certains patients ne supportent pas l'image insolente que leur renvoie la bonne santé des gens bien portants.
*Infirmière* : Mais ce sont surtout ses relations avec sa mère qui semblent le perturber. Il dit même que c'est elle qui est responsable de ses difficultés.
*Aide-soignante* : Aujourd'hui, il a mis deux pyjamas pleins de m… dans le lavabo. Il n'était pas comme ça, avant.
*Aide-soignante* : Oui, ce n'est plus du tout lui ; hier, il a refusé la toilette alors qu'il était tout souillé : il a préféré déjeuner d'abord...
*Psychologue* : Qu'est-ce qui s'est passé à votre avis ? Pourquoi une telle violence ?
*Infirmière* : Je crois qu'il veut rentrer chez lui et qu'il n'a jamais voulu être hospitalisé.
*Aide-soignante* : Moi je crois qu'il a surtout peur de mourir.
*Aide-soignante* : C'est terrible, il n'a plus que la peau et les os ; quand je le masse, je me dis toujours : je ne dois pas y aller trop fort, il va se percer.
*Médecin* : Oui, il est vraiment mal.
*Infirmière* : Chez lui, au moins, il était avec sa sœur, il n'était pas seul. Mais il y a autre chose : un de ses copains qui a connu sa séroconversion en même temps que lui n'a pas encore déclaré la maladie.
*Psychologue* : Il semble qu'il y ait de bonnes raisons à son agressivité ; est-ce que vous lui avez déjà demandé pourquoi il se montrait aussi agressif ?
*Infirmière* : C'est difficile, il nous rejette en bloc.
*Infirmière* : Avant de rentrer dans sa chambre, on respire un grand coup et on y va : on se passe le relais entre infirmières pour y aller.
*Aide-soignante* : L'infirmière de veille a dit hier qu'il avait sonné quarante fois ! Et il n'arrête pas de téléphoner à sa sœur en pleine nuit !
*Infirmière* : De toute façon, quand il sonne, il n'a jamais rien à dire ; dès qu'on arrive, il se met à balbutier.
*Psychologue* : Je vous rappelle que nous avions noté, il y a quelques mois, qu'il n'appelait pas parce qu'il ne voulait pas déranger les infirmières. Il

semble maintenant s'être complètement immergé dans une angoisse de mort et c'est très usant pour tout le monde ; je crois qu'il faut maintenant un relais massif de toute l'équipe.

*Externe* : C'est vrai qu'il va mal et qu'il s'inquiète beaucoup mais il n'est jamais très agressif avec moi ; il me pose même beaucoup de questions.

*Infirmière* : Moi, comme je ne suis pas là depuis longtemps, il ne me prend pas pour une infirmière et, à chaque prise de sang, il me lance méchamment : allez-y, de toute façon, les élèves m'ont toujours raté !

*Elève-infirmière* : Même avec nous, il hurle à chaque prise de sang ; et pourtant, ça se passe toujours bien.

*Aide-soignante* : Un jour, alors qu'il avait perdu tous ses cheveux, il m'a demandé ce que je pensais de sa nouvelle coiffure ; j'étais si surprise que j'ai éclaté de rire ; alors il s'est mis à plaisanter sur Tintin !

*Infirmière* : Après sa phase d'agressivité, il semble un peu mieux maintenant. Il s'est même remis à parler de ce qu'il aime, la musique surtout...

*Médecin* : Peut-être, mais il a un mauvais pronostic avec, pour tout traitement, une chimiothérapie semi-palliative et je vous rappelle qu'il a perdu dix kilos en un mois.

*Aide-soignante* : C'est vrai, il a pleuré en apprenant qu'il avait tant maigri ; il ne voulait pas savoir tout en cherchant à savoir quand même... Et puis il m'a dit : « Je crois que je suis foutu ! »

*Psychologue* : Après l'agressivité la dépression, le lâcher-prise... je crois que ce registre doit être très éprouvant pour vous, or c'est là que le relais de toute l'équipe est important. Mais il pourra encore changer de registre et tenter de se récupérer en posant des questions sur vous, en évoquant ce qu'il a aimé et ce qu'il aime encore. L'écouter, c'est déjà l'aider à redonner du sens à ce temps. Il se raccroche à la vie, à votre vie. En tout cas, tant que l'équipe tient, c'est bien. Mais le moment venu, il faut savoir qu'il peut y avoir d'autres possibilités...

*Médecin* : Mais il ne faut pas que ça arrive trop tard parce que quand on craque, c'est un sentiment d'échec encore plus fort.

*Infirmière* : Un accompagnant extérieur qui vienne pour nous aider, d'accord ; mais le transférer dans une unité de soins palliatifs, c'est autre chose. C'est à nous de nous organiser, de passer des relais et de veiller à ne pas prendre d'autres malades trop lourds en même temps.

*Infirmière* : Il dort avec une peluche et il la cherche tous les matins au réveil...

*Psychologue* : C'est important pour lui : elle représente un peu une sorte d'objet transitionnel qui symboliserait l'autre justement par l'intermédiaire de celui qui le lui a donné.

*Aide-soignante* : C'est moi qui lui ai offert la peluche...

*Psychologue* : Quelle équipe !... Bien, nous allons en rester là pour aujourd'hui...

*Infirmière* : Juste un instant encore ; j'aimerais parler de Monsieur N – il est sous oxygène – Gérard, complètement dépendant de nous, très fébrile, algique en plus, je lui avais dit qu'il irait mieux et il va moins bien, je ne sais plus quoi lui dire...
*Médecin* : Il a un myélome et parallèlement à la reprise de son deuxième traitement il a fait une pleurésie purulente, avec de multiples complications nécessitant des ponctions et des drains. La seule solution actuellement, c'est une nouvelle intervention chirurgicale sur le poumon et on est obligé de différer sa chimio pour traiter son myélome, avec tous les risques que ça comporte...
*Infirmière* : Pour les prélèvements, il se crispe avant même qu'on lui mette le garrot.
*Aide-soignante* : Aujourd'hui, il a refusé qu'on l'aide à faire sa toilette.
*Interne* : Il est déprimé et tout recroquevillé sur lui-même.
*Médecin* : Il a dit à quelqu'un que, sans sa femme, il aurait depuis longtemps refusé de se laisser traiter.
*Infirmière* : Pourtant, il ne veut pas de morphine...
*Médecin* : C'est parce qu'il dit que ses voisins de chambre n'ont plus les idées très claires, avec la morphine.
*Psychologue* : Que lisez-vous dans ses yeux ?
*Infirmière* : De la souffrance...
*Interne* : De l'angoisse et de la souffrance.
*Psychologue* : Est-ce-qu'il vous a parlé de ce transfert en chirurgie ?
*Infirmière* : Ça le contrarie mais je sais qu'il acceptera quand même d'y aller.
*Psychologue* : Il semble avoir de l'espoir ; et vous-mêmes, vous espérez encore ?
*Infirmière* : Moi je n'y crois plus, alors j'ai du mal à le voir partir en chirurgie.
*Psychologue* : Et toi en tant que médecin, qu'en penses-tu ?
*Médecin* : C'est le problème des immunodéprimés. Un problème aigu qui peut tuer alors que la maladie causale s'améliore.
*Psychologue* : Mais puisqu'il espère et qu'il va sûrement être transféré en chirurgie, peut-être faudrait-il essayer d'y croire avec lui... non ?
*Infirmière* : Je ne sais plus, tout ce que je sais c'est qu'il ne répond plus aux sourires ; je n'ai d'ailleurs plus envie de lui sourire ; ça me semble tellement déplacé.
*Infirmière* : Quant à moi, je n'étais pas là ces derniers jours et j'ai peur de rentrer dans sa chambre et de me faire piéger par ses questions.
*Infirmière* : Peut-être veut-il tout simplement exprimer son « ras le bol », sa peur de mourir ?
*Psychologue* : Peut-être... Qui y croit encore pour lui ?
*L'externe* : Moi je n'y crois plus, c'est trop dur.
*L'interne* : Je crois qu'il s'en sortira si on traite sa pneumonie.

Trois patients, trois moments différents. Trois phases distinctes d'un parcours douloureux abordées par une équipe qui ignorait encore la nature de la dynamique qui motiverait ses choix. Mais l'ordre dans lequel les soignants ont été conduits à aborder ces cas, le temps passé sur chacun des trois malades, les mots utilisés par chaque membre de l'équipe pour parler d'eux, rien – dans ce contexte – n'a pu être l'effet du hasard lors même que la séance a vu se conjuguer trois temps de leur vie et de celle des malades : Mireille est déjà décédée, Luc est en phase palliative, tandis qu'il semble y avoir encore un espoir de guérison pour Gérard. Car au fil de la séance, glissant imperceptiblement de l'immobilisme au mouvement, les soignants ont peu à peu changé de registre, d'abord happés par l'affect induit par le décès de Mireille – temps de pause requis par la tristesse de l'impuissance dépassée – ils en sont venus au désir de soigner encore et de guérir peut-être, dynamique d'un tourbillon dans le temps et dans l'espace autour duquel les soignants s'apprêteront déjà, en fin de séance, à se rassembler pour continuer à se battre.

En fonction de sa spécificité, de sa personnalité et du malade concerné, chaque soignant aura ainsi privilégié une certaine forme d'expression, dans un registre personnel, immuable ou mouvant, par des interventions massives ou discrètes, tantôt pétries d'affect et d'émotion, tantôt imprégnées d'une certaine forme de rationalisation.

Ainsi le médecin – qui intervient de plus en plus au cours du déroulement du groupe – se cantonne d'abord, au sujet de Mireille, à une forme de rationalisation teintée d'affect (en s'effaçant derrière l'infirmière et l'aide-soignante pour les autoriser à se confier et à s'abandonner à leur tristesse) tandis qu'il reprend peu à peu sa place de clinicien au fur et à mesure que ses propos – alors circonscrits au domaine organique – pourront apporter un éclairage à la compréhension à la fois médicale et psychique du malade.

L'aide-soignante en revanche, particulièrement loquace lors de l'évocation du décès de Mireille (décès qu'elle revivra « en direct » dans un affect très massif), s'efface à son tour dès lors que la préoccupation majeure touche davantage aux difficultés thérapeutiques.

L'infirmière enfin, apparemment présente et « égale à elle-même », témoigne pourtant, tout au long de la séance, de cette difficulté à appréhender ces perpétuels changements de registre d'un malade à l'autre, malaise qui s'inscrit (comme nous le verrons) dans une forme d'ambivalence inhérente à sa fonction même et générée par l'intrication du domaine de l'affect et du registre strictement médical.

Pourquoi le groupe a-t-il privilégié le cas de Mireille pour débuter la séance? Ce choix a-t-il déterminé le glissement vers un accompagnement afin que chacun puisse se replacer naturellement dans la lutte contre la maladie et donc au cœur même de la vie ? Alors que le groupe débute avec seulement trois participants visiblement mal à l'aise, il va en revanche se conclure par une lueur d'espoir en présence de toute une équipe à la recherche salvatrice d'un projet commun propre à l'action pour tenter de dépasser l'immobilisme du deuxième cas – Luc, si proche de la fin – et intégrer la douloureuse passivité du premier, celle de la mort et de l'impuissance. Implicitement approuvé par l'ensemble de l'équipe, le choix de ces cas aura – nous le verrons – une incidence particulière sur chacun des soignants à travers l'expression individuelle alors favorisée par une écoute collective.

D'emblée les soignants expriment un profond malaise, certains de façon ostensible par une présence explicitement lasse, appuyée de surcroît par un préambule net, précis et sans ambages ; d'autres en revanche manifestent leur désarroi de façon plus implicite par une absence remarquée, défection à laquelle ils renonceront dès lors qu'elle aura été comprise comme l'expression d'un malaise en substitution de la parole émise, si vaine parfois.

La mort de Mireille, survenue la veille de la réunion du groupe, semble envahir complètement l'esprit des soignants, habités par une tristesse encore recroquevillée sur elle-même, par un chagrin bâillonné par l'impuissance et non encore dédramatisé par la dynamique de l'échange induite par le groupe. C'est en effet le lien groupal qui va permettre de se vider ensemble de ce qui n'est plus, d'expulser une tristesse sur laquelle ils ne pourront plus jamais s'attarder, afin d'éviter d'être rongés par une culpabilité imaginaire liée au seul désarroi de l'échec et de l'impuissance. Mireille n'est plus et l'équipe pressent qu'elle doit « enterrer en groupe » la malade pour s'autoriser enfin à investir d'autres patients (Luc surtout – si proche de la mort qu'ils pourront l'évoquer sans ressentir l'« impudeur » d'abandonner trop vite Mireille) tout en atténuant leur frustration – due à leur absence lors de son décès – par un désir accru d'un accompagnement « réussi » pour Luc. C'est cette sorte de transition implicite, cette forme inconsciente de déplacement d'un investissement « manqué » d'un sujet sur l'autre qui s'avéreront nécessaires aux soignants pour un réinvestissement, dans une moindre souffrance, de leur rôle de « bon soignant ».

La réserve du *médecin* lors de l'évocation du décès de Mireille semble répondre à une double exigence, l'une dirigée vers lui-même et dictée par son impuissance de n'avoir pu guérir sa malade (dont son savoir lui avait permis d'anticiper la disparition) et l'autre destinée aux membres de son équipe auxquels il tiendra à témoigner sa reconnaissance par ce silence en forme d'hommage, respect qu'il s'attache à évoquer par une revalorisation indirecte du travail accompli au moyen d'un reproche explicite à l'égard des intérimaires. C'est en effet grâce à ce désir de réparation envers une équipe exténuée par la surcharge de travail, par l'usure engendrée par ces pathologies lourdes et par la difficulté de devoir, sans reprendre souffle, changer perpétuellement de registre, que le médecin ne s'est jamais autorisé, tout au long de l'échange, à « reprendre le pouvoir », laissant à chaque fois son équipe décider elle-même de l'urgence des cas à traiter. Mais si, du deuil à l'accompagnement, il semble laisser l'infirmière et l'aide-soignante « diriger » le cours des échanges, il accepte volontiers de revenir peu à peu sur le devant de la scène au travers d'un appel à son savoir lors de cet ultime espoir d'un projet thérapeutique. C'est en effet ce retour décisif à la clinique qui lui permet d'investir à nouveau sa fonction en dépit de la difficulté à accepter ses échecs et son impuissance.

La présence de l'*aide-soignante*, par son rôle de réparation envers un corps qu'elle doit soigner jusqu'au bout, est inversement proportionnelle à celle du médecin tout au long des trois cas abordés. Omniprésente lors de l'évocation de la mort de Mireille, elle tente néanmoins de faire entendre sa voix dans le douloureux accompagnement de Luc avant de s'effacer complètement dès lors que la clinique revient au centre du débat. En mettant en mots sa frustration de n'avoir pu accompagner jusqu'à la fin Mireille, avec laquelle une réelle relation d'empathie semblait s'être créée (« quand je pense qu'elle m'avait demandé de dormir à côté d'elle », leit-motiv de chacune de ses interventions), l'aide-soignante profite de la moindre occasion pour livrer en vrac sa tristesse, ses émotions, ses regrets et ses souvenirs avant de parvenir, elle aussi, à évacuer cette douloureuse disparition dont la force d'évocation lui permet de surcroît de rappeler implicitement au groupe les difficultés inhérentes à sa fonction. Ainsi tente-t-elle, par des détails d'elle seule connus, de se revaloriser aux yeux de toute l'équipe dans ce rôle d'accompagnement affectif jusqu'au-boutiste qui l'aide à son tour à se détacher de la mort pour réinvestir le cas de Luc, grâce auquel elle tâche encore de ne pas se faire oublier : c'est en mentionnant l'altération psychique advenue chez lui et en déplorant son laisser-aller physique qu'elle ravive l'ingratitude des tâches accomplies et à venir. Mais si la décharge émotionnelle de l'aide-soignante paraît parfois, au cours de ce groupe de parole, quelque peu envahissante aux autres membres de l'équipe, elle n'est pourtant jamais canalisée ni réprimée par le groupe, trop conscient alors de devoir continuer à la préserver par une reconnaissance implicite de ses tâches pour conforter l'unicité de sa fonction au sein de l'équipe.

Happée en revanche par les deux registres de l'affect et du médical, l'*infirmière* parvient difficilement à obtenir une légitimation explicite de son rôle auprès de ces trois patients tant sa position de médiateur entre le médecin et l'aide-soignante lui paraît inconfortable et ingrate : réceptacle de toutes les ambivalences du malade du fait précisément de ce rôle d'intermédiaire alors incompatible avec une revalorisation massive, lors même qu'elle semble plus aisément reconnue au médecin (par son pouvoir décisionnel) ou à l'aide-soignante (par son rôle ultime de réparation), l'infirmière se débat en permanence dans une douloureuse ambivalence dont elle renvoie une image parfois complexe et déconcertante au malade qui semble, à son tour, s'être empressé d'exacerber son propre clivage pour exprimer à son égard une forme patente d'agressivité.

Mais c'est précisément la perception de sa propre ambivalence qui permet à l'infirmière d'entrevoir celle du mari de Mireille. Elle parvient dès lors à le soutenir en lui faisant accepter l'agressivité de sa femme dans une relation conflictuelle désormais élargie aux soignants eux-mêmes ; il s'appuie sur cette identification pour amorcer une forme de déculpabilisation au regard de son rôle de « bon mari ». Dépositaire économique de l'angoisse et de l'agressivité de ses malades, l'infirmière se retrouve souvent dans une forme d'alliance-complicité avec la famille, au travers de laquelle elle récupère une forme de revalorisation, indirecte mais gratifiante, en contrepoint de sa relation à un malade souvent difficile, parfois exigeant et toujours insaisissable.

Mais si cette ambivalence tend à engendrer une réaction d'immobilisme agressif dans les situations aiguës où les données émotionnelles et médicales s'intriquent au point qu'il lui semble parfois perdre de vue les fondements mêmes de sa charge, c'est pourtant ce rôle-charnière, cette fonction-pivot au sein de l'équipe, qui permet tout naturellement à l'infirmière, pendant le groupe de parole, d'intervenir à tout moment et dans tous les domaines dès lors que son pouvoir, apte à faire converger toutes les demandes, se situe précisément au croisement de tous les registres, au carrefour de chacune des interactions et de toutes les options thérapeutiques alors décisives pour le malade. Seules l'expression de ses difficultés à gérer son ambivalence et la reconnaissance explicite de l'usure générée par cet éprouvant travail d'accompagnant l'aideront à laisser peu à peu tomber ses défenses pour se glisser dans une forme de tristesse apaisante, puis de colère « constructive », en refusant d'abandonner son malade tout en contestant ouvertement l'implicite proposition de le transférer en unité de soins palliatifs.

Grâce à la dynamique de ce groupe de parole, cette séance à la fois dense, compacte et douloureuse, semble avoir permis à chacun des soignants de se retrouver et se re-connaître à trois niveaux différents : « *personnel* » d'abord par l'expression d'émotions et de sentiments forts et souvent contradictoires (tristesse et désarroi, usure et ressentiment, ambivalence et culpabilité surtout) ; « *duel* » (dans la relation aux malades) par la reconnaissance puis l'acceptation de ces ressentis dont l'intégration semble avoir permis aux soignants de franchir « au mieux » les différentes étapes d'un deuil qui demeure toujours l'inadmissible, avant de réinvestir d'autres malades dans la confiance et l'espoir ; « *groupal* » enfin, dans ce désir de revalorisation et de réparation dans leur rôle de « bons soignants » envers les membres de l'équipe, par ce soutien collectif et cette aspiration désormais reconnue de tenter de tenir et de se soutenir en conjuguant l'énergie et les ressources de chacun.

Les groupes de parole sont parfois alimentés de pathologies si lourdes et chargés de tant d'affect que les soignants éprouvent souvent le besoin de prendre un peu de distance, en début ou en fin de séance, en évoquant certains malades qui, s'ils leur posent de réels problèmes, permettent aussi, par l'attachement et la tendresse qu'ils leur portent, de privilégier une certaine bonne humeur et désinvolture grâce auxquelles ils parviennent parfois à mettre un peu de côté le sérieux et la gravité induits par la pesanteur de certaines situations. Aussi mettent-ils souvent en avant – à tour de rôle et en signe d'un implicite ralliement pour s'autoriser une petite embellie au cœur même de ce tourbillon chaque jour plus difficile à assumer – certains cas qu'ils aiment évoquer pendant plusieurs séances, sous forme d'une « histoire » qui tend peu à peu à devenir la leur et qu'ils prennent alors plaisir à entretenir au fil des séances.

> Ambiance plutôt détendue et gaie (trois infirmières, deux aides-soignantes, deux élèves infirmières, l'assistant, le nouvel interne, la surveillante et le médecin-chef).
> *Surveillante* : C'est calme. On est nombreuses. Il y a du soleil...
> *Infirmière* : Je voudrais bien repartir, alors que je viens d'arriver… j'irais bien au Jardin des Plantes…Vous auriez dû venir il y a une semaine, on avait des problèmes. Mais maintenant, ça va.
> *Psychologue* : Nous nous sommes vus il y a quinze jours, ce sont des problèmes qui n'étaient pas prévisibles ?

*Infirmière* : De toute façon, la malade n'est plus… pour son bien d'ailleurs.
*Aide-soignante* : Il y a Mme P... qui suit la même pente…
*Infirmière* : Moi, j'aimerais bien parler de Mme S...
*Aide-soignante* : Gigi pour les intimes…
*Surveillante* : Elle vient de perdre son mari, qui a été enterré hier. J'ai appelé des voisins qui s'occupaient de lui pour savoir s'ils lui ont dit... mais non, ils préfèrent que l'équipe médicale s'en occupe. Elle a été informée que son mari était malade et hospitalisé, mais je ne suis pas sûre qu'elle ait retenu l'information… Je ne sais pas… Elle risque de nous redemander…
*Psychologue* : Qu'en pensent les autres membres de l'équipe qui sont ici ?
*Aide-soignante* : Oui, il faut lui dire… elle dit qu'elle est triste mais qu'elle ne sait pas pourquoi.
*Infirmière* : Son mari lui manque, elle le réclame.
*Surveillante* : Il faut l'aider à faire le deuil...
*Aide-soignante* : Ça aurait été bien qu'elle aille à l'enterrement.
*Médecin-chef* : Mais on ne l'a su qu'hier !...
*Aide-soignante* : Mr X est bien allé à l'enterrement de sa femme… pourtant sa fille ne voulait pas…
*Psychologue* : Et si… comment l'appelez-vous déjà ?… Gigi vous demande d'aller à l'enterrement ?
*Surveillante* : On pourra lui proposer de la conduire au cimetière…
*Médecin-chef* : On vient seulement de lui apprendre qu'il était hospitalisé. Ce sont des voisins qui se sont occupés de tout… Il fait froid et puis les mensonges, ça fait partie de la thérapeutique… (*sic* !)
*Psychologue* : Apprendre en même temps la maladie, l'hospitalisation et les obsèques de son mari, ça fait beaucoup ! Il n'y a pas assez de temps...
*Médecin-chef* : On a été prévenus après coup… on l'a appris par les voisins qui voulaient savoir ce que voulait Gigi pour son mari.
*Psychologue* : Elle sent donc, depuis une semaine, que son mari est malade. Est-ce qu'elle a demandé de ses nouvelles ?
*Infirmière* : Oui, elle demande pourquoi il ne vient pas.
*Psychologue* : Et vous avez dit qu'elle est triste, qu'elle pleure. C'est important de lui donner ce temps de préparation. Lui avez-vous demandé pourquoi elle pleure ?
*Aide-soignante* : Elle ne sait pas, elle le dit : « Je ne sais pas. »
*Surveillante* : Mais ça fait longtemps qu'elle est comme ça…
*Psychologue* : Il faudrait peut-être procéder en deux temps, trouver une progression dans la manière d'annoncer les choses, pour lui permettre une adaptation progressive...
*Médecin* : Quelles sont les capacités mnésiques de Mme S ?
*Psychologue* : Je crois qu'il s'agit surtout de tenir compte de sa réalité psychique, qu'importe si elle oublie. Je pense qu'il vaudrait mieux ne pas rester dans le non-dit ; vous vous sentirez alors mieux dans votre relation

avec cette dame. Et même si elle veut rester dans l'illusion, vous pouvez respecter ses capacités d'intégration : il ne s'agit pas de faire de « l'acharnement psychologique ».
*Médecin-chef* : Nous n'avons jamais voulu lui cacher…
*Psychologue* : Du moment que les obsèques sont passées, il n'y a plus d'urgence, peut-on essayer de trouver un moyen terme entre l'annonce brutale dans un passage à l'acte et l'évitement dans le non-dit ? Si c'est trop violent, cela peut susciter la sidération ou une dénégation massive… en vous adaptant à elle, vous ne devriez pas être trop mal à l'aise...
*Médecin-chef* : Si j'ai pris un jour de retard pour le lui annoncer, ce n'est pas par malaise… en tant que médecin j'ai souvent eu hélas à communiquer des mauvaises nouvelles, ça fait partie de notre travail…
*Psychologue* : Et vous autres soignants, vous vous imaginez chargés d'annoncer la nouvelle à cette dame ?
*Aide-soignante* : Non, moi je peux pas… mais je la crois peut-être plus lucide qu'elle n'est en réalité...
*Psychologue* : Mais là, c'est quelque chose qui n'a rien à voir avec son âge ou ses capacités mnésiques. C'est lourd… pour n'importe qui… Permettez-lui peut-être de souffler, d'intégrer peu à peu…
*Surveillante* : Surtout qu'en lui laissant du temps, elle va pouvoir faire elle-même la démarche.
*Psychologue* : Ce qui est important, c'est de l'accompagner, de lui donner un peu la main. Ce n'est pas facile, mais il ne faut ni banaliser ni éviter. La seule chose importante, c'est d'avoir un dire aussi proche que possible de la vérité ; il est plus facile de faire avec une réalité car parfois les idées ou fantasmes sont parfois encore plus durs.

Quinze jours plus tard, l'aide-soignante relance sur Gigi à la fin de la séance.

*Médecin-chef* : C'est vrai, je n'ai pas pensé à lui dire que son mari était mort… Je lui avais juste dit que son mari était très malade. Je crois que de toute manière, ça ne sert à rien, elle n'a pas reçu le message…
*Aide-soignante* : Je ne suis pas d'accord, elle sait que son mari est hospitalisé… elle demande les bonbons qu'il lui apportait, et elle s'étonne qu'il ne vienne pas.
*Aide-soignante* : Et elle dit : si c'est grave, il faut me le dire… mais je crois que j'ai fait une gaffe, car je lui ai demandé ce que ça lui ferait s'il mourrait. Elle m'a répondu qu'elle serait triste...
*Psychologue* : Ce n'est pas du tout une gaffe ! Au contraire, car c'est dans la relation que ça se passe, et vous avez une bonne relation avec elle. Vraiment, vous avez très bien fait...

À la séance suivante, *l'infirmière* intervient à brûle-pourpoint : J'ai dit

aujourd'hui à Gigi que son mari venait de décéder[1]. Elle m'a répondu en plaisantant que ce n'était pas vrai, qu'il était parti avec une autre femme, alors la surveillante lui a confirmé la mort de son mari.
*Aide-soignante* : Elle s'est étonnée qu'on ne l'ait pas prévenue plus tôt, disant qu'il y a déjà un moment qu'il est mort. Elle veut aller sur sa tombe.
*Surveillante* : Je lui ai répondu qu'il nous fallait du temps pour préparer ça...
*Médecin-chef* : On va attendre qu'elle redemande...
*Psychologue* : Comment a-t-elle dit ça ?
*Aide-soignante* : Elle a dit : « Je veux aller sur sa tombe. »
*Surveillante* : Et elle a demandé qui allait s'occuper de ses papiers maintenant, parce que c'est son mari qui le faisait jusqu'ici...
*Psychologue* : Et on pensait qu'elle était démente ! En tout cas, plutôt que de continuer à croire que son mari l'avait abandonnée pour une autre femme, vous avez bien fait de lui dire qu'il était mort, car pour quiconque, mais surtout pour une personne âgée, il n'y a rien de pire que d'être abandonnée par un être cher.
*Aide-soignante* : Quand je lui ai dit que son mari était mort, elle a tout de suite parlé des papiers.
*Psychologue* : Soit vous l'avez « guérie » de sa « démence », soit le diagnostic était un peu excessif... Elle n'est même pas désorientée, puisqu'elle dit que son mari n'est pas mort hier... et en ce qui concerne ses papiers, il s'agit de la rassurer, de lui dire que l'assistante sociale va s'en occuper, qu'elle n'a pas à s'inquiéter.
*L'assistant* : Il y a des moments où elle ne fait plus bien la part des choses, où elle est confuse... elle donne à manger à un petit chien en peluche qu'elle a dans sa chambre, elle lui parle...
*Médecin-chef* : Elle a des flashes de lucidité... Mais combien de fois faudra-t-il l'emmener sur la tombe de son mari, avec sa mémoire trouée ? S'il faut l'emmener sans arrêt parce qu'elle ne se souvient plus y être allée, on n'a pas fini... On va attendre qu'elle le redemande...
*Infirmière* : Là, pour une fois je suis d'accord avec vous, monsieur, je pense qu'il vaut mieux attendre qu'elle redemande...
*Psychologue* : Qu'est-ce qui vous fait dire cela ?
*Infirmière* (manifestement très émue) : Et si elle pleure et qu'elle en meure... moi, j'ai peur... elle ne va plus manger...
*Aide-soignante* : Elle peut faire une crise cardiaque.
*Psychologue* : Vous avez peur qu'elle meure de chagrin... c'est normal d'avoir du chagrin quand on perd quelqu'un avec qui on a partagé sa vie. C'est beaucoup mieux que de se croire abandonné sans savoir ce qui s'est passé. Et si elle meurt de chagrin, ça peut arriver, mais on a le droit de mourir d'un chagrin d'amour... à l'âge avancé qu'elle a...

1. « Aujourd'hui » : est-ce parce que le groupe de parole se tenait le jour même ?

*Médecin-chef* : Il faut prévoir une voiture avec quelqu'un du personnel...
*Surveillante* : Oui ; Jeannette (l'aide-soignante) est d'accord, elle s'est proposée pour le faire.
*Infirmière* : Quand on en parlait avant, je voulais qu'elle sache, et maintenant ça me gêne ! C'est curieux tout de même ! Ce sont mes contradictions...
*Psychologue* : Mais nous en avons tous, des contradictions, très souvent, c'est humain. Ça fait partie de la vie....
Suite à propos d'un autre pensionnaire…

Quinze jours plus tard, dernière « apparition » de Gigi en groupe de parole.
*Tous* : Tout va bien.
*Psychologue* : La dernière fois, nous avons parlé de Mr B, de Mme P et de Mme S. Je peux vous demander des nouvelles de Gigi ?
*Assistant* : Elle va bien, mais elle n'est toujours pas allée sur la tombe de son mari…
*Aide-soignante* : Il y a une dizaine de jours, elle en a parlé en me disant qu'elle ne voulait pas mettre une robe de couleur, parce qu'elle était en deuil de son mari.
*Surveillante* : Oui, elle va très bien...
*Infirmière* : Et on attend qu'elle redemande d'aller sur la tombe de son mari pour l'accompagner.
*Infirmière* : On ne sait pas si elle a des angoisses, elle n'en montre pas, en tout cas, elle est très gaie...
*Psychologue* : Et les soignants ? [Tout le monde éclate de rire...]

## *Limites du groupe de parole*

Les groupes de parole ne sauraient constituer une panacée, un remède miracle contre tous les maux des soignants confrontés aux difficultés de la réalité hospitalière exacerbées par la prise en charge de malades dans ces services à haut risque létal.

En effet, en dépit d'une longue pratique de la parole et du travail en groupe, les questions essentielles et fondamentales demeurent toujours aussi présentes :

– J'ai du mal avec les patients qui dénient la gravité de leur maladie et je n'arrive pas à établir une relation authentique avec eux…

- Je me sens très mal avec les patients qui sont plongés dans le mutisme. Que faire ?
- Comment rassurer un patient angoissé par son pronostic sans pour autant basculer dans la fausse réassurance ?
- Comment gérer mon agressivité à l'égard d'une famille envahissante qui est en permanence dans la revendication envers nous ?
- Comment réagir face à une famille angoissée qui fait pression pour que nous cachions la vérité au malade qui semble visiblement désirer davantage d'information ?
- Comment sensibiliser les médecins à une douleur non calmée chez un malade qui ne se plaint qu'aux infirmières ?
- Je suis partagé entre mon désir de vérité et d'authenticité à l'égard du malade et mon désir de le ménager quand je sais que l'annonce d'un diagnostic signifie pour moi sa mort…
- Comment aider la famille à se préparer à la mort inéluctable d'un proche quand elle oscille en permanence entre « il peut mourir » et « il peut encore guérir » ?
- Comment gérer mes émotions et rester dans l'écoute face à une demande d'euthanasie alors que je me sens agressé par une telle demande ?
- Quand certains patients en phase terminale me demandent s'ils vont mourir, j'ai envie de fuir parce que je ne sais pas ce qu'ils veulent entendre vraiment…
- Comment soutenir les soignants usés par l'agonie d'un patient qui « n'en finit pas de mourir » ? Moi j'y vois du sens, à ce temps, certains soignants y voient du non-sens : pourquoi mes convictions vaudraient-elles plus que les leurs ?
- Le groupe est parfois source de conflits et, trop souvent, l'un des soignants devient responsable de tous les maux de l'équipe. Comment gérer tout cela ?

Néanmoins, ce qui se joue au sein d'un groupe de parole doit toujours rester dans les limites du communicable, de la parole audible pour les membres de l'équipe : certains propos, trop intimement liés à l'histoire personnelle de chacun, pourraient susciter – dans le regard des autres – une interrogation si indiscrète qu'elle finirait par embarrasser tous les soignants dans leur travail au quotidien. Si les groupes de parole constituent l'un des moyens d'atténuer la souffrance des soignants, ils ne sauraient résoudre tous les problèmes : ils représentent un lieu pour les regarder autrement.

En effet, même si elles permettent de débusquer des situations de crise en encourageant l'expression du trop-plein affectif, ces tentatives propres à favoriser une alliance thérapeutique se heurtent parfois à une fin de non-recevoir de la part de certains membres de l'équipe – voire même de l'équipe tout entière : il en est ainsi de celle qui réfute un quelconque mal-être ou de celle qui nie (parce que trop en crise) ce lien groupal dont chaque membre cherche à se dissocier en refusant de s'impliquer dans un quelconque projet commun. En effet, désinvestis et révoltés, certains soignants peuvent parfois dénier tout soutien et manifester leur résistance en s'excluant du groupe aussi bien qu'en y participant : convaincus de l'inutilité d'une telle démarche, certains soignants refusent ouvertement de se joindre au groupe de parole fonctionnant alors dans le service tandis que d'autres tentent de le nier « de l'intérieur » en « sabotant » la libre circulation de la parole par des moyens défensifs propres à déstabiliser l'unité du groupe (dérision, apartés ou rédaction ostensible de courrier et de comptes rendus médicaux).

### *Le psychologue, un membre « extérieur » ou « intérieur » au service*

Cette attitude de refus ou de défiance à l'égard du groupe de parole ou, plus exactement, à l'égard de celui qui l'anime et de ce qu'il symbolise, participe le plus souvent, non plus d'un antagonisme de prérogatives entre « psy » et non-psys, mais de l'ambivalence de la fonction du « psy » et du rôle qui lui est assigné au sein même du service, étant donné les besoins et les attentes de chacun.

En effet, certains considèrent que le psychologue, organisateur et régulateur de réunions, se doit d'être extérieur au service pour ne jamais prendre parti et préserver ainsi une certaine neutralité en « se consacrant » essentiellement à l'écoute des ressentis des soignants sans interférer directement dans la relation soignant-soigné. Mais s'ils se sentent happés et affaiblis par une situation de crise particulièrement éprouvante, ils tendent à convertir cette salutaire neutralité en une distanciation préjudiciable à l'appréhension de problèmes inopinés, surgissant alors en l'absence du « psy ». C'est précisément cette carence d'une présence au quotidien qui se traduit souvent par l'expression d'une certaine agressivité explicite ou latente envers lui ; l'équipe ressent le besoin de manifester ce reproche dès le début de la séance pour atténuer une frustration jusque là contenue mais qui se dissipe tout aussitôt, dès lors qu'elle a été entendue. Que ce soit par la défection de certains soignants (au début du premier groupe de parole analysé précédemment) ou par la phrase « assassine » de l'infirmière de Madame Gigi (« J'irais bien au Jardin des Plantes… Vous auriez dû venir il y a une semaine »), c'est toujours l'expression de cette frustration qui a pu permettre aux soignants de rétablir une relation de confiance à l'égard du psychologue.

Pour d'autres soignants en revanche, cette relation de confiance ne peut s'épanouir pleinement que s'il fait partie intégrante de l'équipe en assurant – parallèlement à son rôle d'animateur du groupe de parole au sein du service – un soutien thérapeutique direct auprès des patients eux-mêmes, dans une alliance et une cohérence de vues favorisées alors par cette connaissance commune des difficultés rencontrées par le groupe. Ainsi, en pouvant à tout moment faire appel au « psy » pour l'aider à résoudre les problèmes auxquels il se heurte au fur et à mesure, le soignant se sent-il davantage épaulé et parfois mieux compris dans ses divers ressentis à l'égard de son malade. Néanmoins, par ce soutien-intrusion du « psy » dans la relation duelle, singulière et privilégiée entre le soignant et son patient, son rôle, ainsi étendu à « la famille élargie », tend à estomper (comme nous le verrons) cette distanciation alors indispensable à une analyse objective du fonctionnement du groupe.

Car si l'équipe soignante et le psychologue réussissent souvent à instaurer une alliance propre à dénuder les ambivalences de chacun pour parvenir à un accompagnement « réussi », tous les malades ne parviennent pas à une telle résignation capable de favoriser un exceptionnel climat de sérénité autour d'eux.

## *Michèle*

Michèle a 40 ans. Elle est documentaliste. En rechute de leucémie aiguë, elle vit cette récidive dans un profond anéantissement et une extrême colère tant elle était parvenue à se convaincre du succès thérapeutique lors du premier traitement : Michèle n'avait jamais pu intégrer la différence entre rémission et guérison.

Bien que le pronostic soit tout à fait hypothétique, une greffe de moelle est envisagée mais, durant toute la période pré-greffe, Michèle se montre de plus en plus angoissée et se défend par la dénégation :

> « J'ai vu plusieurs médecins, relate-t-elle au psychologue qui la suit depuis le début de sa maladie, je ne comprends rien de ce qu'ils me disent, je n'intègre pas tout ce qui m'arrive, ça ne rentre pas. Quand je paniquerai, je pense que je ferai appel à un soignant mais je sais que je ne m'exprimerai pas directement par rapport à cette panique ; je risque d'invoquer une douleur, un problème quelconque. Heureusement, vous êtes là, vous... »

Deux jours plus tard, Michèle est hospitalisée pour fièvre, douleurs thoraciques et syndrome grippal. Lors d'un entretien avec le psychologue elle lance : « N'allez surtout pas imaginer que je fais exprès d'avoir la grippe pour éviter la greffe ! Vous, au moins, vous me comprenez ! »

Michèle se plaint de plus en plus de sa douleur thoracique qui l'empêche de dormir. Une sensation d'étouffement entraînant une vive angoisse la pousse à appeler sans cesse un soignant auprès d'elle. Visiblement épuisée, une infirmière de jour se décharge auprès de la psychologue :

> — J'en ai vraiment assez ! Elle en rajoute, elle fait du théâtre, simule, c'est une hystérique!
> — Je sais, elle semble difficile à soulager mais je crois qu'elle a vraiment besoin qu'on reconnaisse au moins sa souffrance.
> — Mais non, elle est insupportable, sauf avec vous ! Tout le monde la fuit : même les médecins. Elle n'a presque plus de visites et quand les soignants pensent au secteur stérile en vue de sa greffe, ils élaborent déjà des stratégies pour ne pas avoir à s'en occuper deux jours consécutifs. C'est mal parti pour elle.
> — Je comprends que ce soit très éprouvant pour vous, mais elle souffre atrocement de sa douleur thoracique ; seule une présence semble un peu calmer son angoisse liée à sa sensation d'étouffement.
> — À un certain moment, on a eu très peur pour elle : car elle allait vraiment très mal. Aujourd'hui c'est presque rien, juste une grippe, et elle en fait tout un drame… et en plus elle me regarde toujours de haut avec ses grands airs ! Et puis vous n'avez qu'à vous en occuper, vous !

Mais les événements s'accélèrent. De plus en plus fatiguée, Michèle réclame une présence constante auprès d'elle et s'ouvre à la psychologue :

> « Je ne suis pas entendue par les soignants, ils pensent toujours qu'il s'agit d'angoisse. Ils m'ont tous collé une étiquette dans le dos : malade difficile, toujours en train de se plaindre... Vous savez, je peignais autrefois. Tenez, je vous ai apporté une aquarelle. Elle vous plaît au moins ? »

Après que l'on a hésité à pratiquer une échographie en raison de l'appréhension de Michèle face à toute investigation, un diagnostic de péricardite est posé le lendemain. Mais très vite tout bascule, Michèle passe au bloc opératoire pour un drainage : transfert en réanimation, arrêt cardiaque, problèmes respiratoires puis neurologiques, coma stade I : Michèle décède trois jours plus tard en réanimation.

Le lendemain de ce décès, l'infirmière prend un congé maladie. Elle traduit ainsi dans le non-dit le malaise de l'équipe, désarroi non pas tant lié à la mort de Michèle – eu égard au pronostic alarmant depuis sa récidive – qu'à la culpabilité engendrée par ce rejet massif à l'égard de la malade lors même qu'elle se plaignait d'une douleur malheureusement fatale.

L'équipe fuit alors le psychologue, dont la seule présence semblait lui renvoyer un immense sentiment de culpabilité.

Écartelée jusqu'à la fin par le clivage du moi qui demeura, tout au long de sa maladie, d'une égale intensité, Michèle s'est servie de cette ambivalence comme arme ultime contre son angoisse de mort. Toute l'équipe a souffert du cloisonnement imposé par la malade, propre à générer un irrémédiable éclatement du groupe.

Fondé sur deux attitudes radicalement opposées en fonction de ses interlocuteurs, ce clivage du moi reposant sur l'offre (vis-à-vis de la psychologue) et la demande (à l'encontre des soignants) a contribué à brouiller les pistes entre plainte et complainte. Il a anéanti la collaboration thérapeutique dès lors qu'une requête contradictoire – reconnaissance de la souffrance de Michèle et légitimation de l'usure des soignants – était parvenue à diviser l'équipe.

En confiant au psychologue sa défiance vis-à-vis de l'équipe jugée inapte à entendre sa souffrance morale au profit de la seule douleur physique (« Je sais que je ne m'exprimerai pas directement par rapport à cette panique ») ; en montrant par son message-connivence qu'elle tient compte de la spécificité professionnelle de son interlocutrice avec laquelle elle s'autorise à utiliser cet outil psychologique qu'est le langage psychosomatique (« N'allez surtout pas imaginer que je fais exprès d'avoir la grippe pour éviter la greffe ! ») ; en tentant surtout d'instaurer avec elle une relation d'amitié par la complicité et la collusion, Michèle contraint le psychologue à faire, à son insu, alliance avec la malade contre l'équipe, engendrant ainsi un clivage au sein du groupe. En montrant enfin un attachement et une générosité explicites à l'égard du psychologue, sentiments radicalement opposés à son exigence et son agressivité envers le reste du groupe, Michèle pousse le psychologue à se disqualifier auprès de l'équipe soignante.

L'infirmière, évincée de la relation privilégiée instaurée entre le psychologue et la malade, convaincue que son syndrome d'épuisement ne pouvait dès lors être entendu ni reconnu par la « psy », nourrit un violent sentiment de frustration et de rivalité – que ne peut qu'exacerber l'attitude de Michèle à son égard ; elle engendre ainsi une rupture de communication dans cette relation symétrique entre le psychologue et l'infirmière : toutes deux pensent être dans le vrai sans parvenir à valider la position de l'autre et moins encore à s'enrichir mutuellement.

Ne se sentant, à aucun moment, valorisée et moins encore investie par la malade (« elle me regarde de haut »), l'infirmière vit cette « exclusion » dans un tel rejet global de sa fonction qu'elle ne peut plus, le moment venu, parvenir à évaluer la douleur effective de sa patiente.

Face à une animosité si ouvertement exprimée, le psychologue se sent contraint de continuer à répondre à la demande de la patiente pour ne pas cautionner la colère de l'infirmière et légitimer *de facto* son rejet de la malade.

Conscient qu'il ne peut privilégier, dans un tel climat, la reconnaissance de l'usure des soignants sans avoir le sentiment de trahir la patiente, piégé par ce subtil et massif clivage du moi alors utilisé par la malade pour générer une « salutaire » scission au sein du groupe, le psychologue comprend trop tard qu'en ne soutenant pas ouvertement les soignants visiblement excédés par les plaintes itératives de Michèle, il ne peut qu'aggraver irrémédiablement la relation de l'équipe avec la malade... et sa propre relation avec le groupe-soignant. L'incidence de ce clivage survécut longtemps à la mort de Michèle jusqu'à ce que l'équipe, enfin apaisée, parvienne à évoquer des difficultés similaires à ce cas ; cette demande, qui eut enfin valeur de réparation, symbolisa dès lors la reprise d'une collaboration thérapeutique que la détresse d'une malade était parvenue à ébranler.

### *Marie*

Marie est atteinte d'un sarcome d'Ewing. Elle a tout juste 18 ans, d'une beauté surprenante. Lorsqu'elle entame – à sa demande – une psychothérapie, la maladie évolue déjà depuis trois ans. Attachante et volontaire, elle se montre d'emblée battante et résolue, soucieuse aussi de ne pas entretenir une trop grande dépendance à l'égard de ses parents.

À 23 ans, elle décide de partir vivre en province avec son ami, réalisant ainsi son désir d'autonomie envers sa famille. Mais très vite elle s'y ennuie ; déçue et désenchantée, elle revient à Paris un an plus tard, exprime alors le souhait de travailler et y parvient très rapidement.

Mais son état se détériore peu à peu ; elle attribue à un état dépressif passager son amaigrissement et l'immense fatigue qui l'envahit chaque jour davantage. C'est un peu par hasard, en manifestant auprès des médecins son inquiétude devant cette altération de l'état général de Marie, que le psychologue apprend qu'elle a rechuté. Les médecins sont pessimistes quant au pronostic : Marie ne sait encore rien.

C'est dans cette ignorance que Marie va poursuivre ses séances de psychothérapie où elle consent à reconnaître son état de grande dépression, de non-projet et de lassitude, tout en persistant à se déclarer en bonne santé physique. Tandis que Marie parle de son épuisement et s'interroge sur cette vie au futur incertain, le psychologue ne parvient que difficilement à faire corps avec elle, écartelé entre la réalité médicale, ce secret dont les médecins l'ont rendue dépositaire, et la réalité psychique de Marie, édifiée autour de son refus à faire le lien entre affaiblissement, découragement et évolution de sa maladie. Dès que son médecin lui apprend qu'elle est en rechute, elle ne cesse de vaciller entre deux attitudes extrêmes, refus de tout traitement et volonté de continuer à se battre.

Pendant une année, elle tente de mener une vie subnormale, constamment sous-tendue par ces phases dépressives où le découragement l'emporte sur ses efforts désespérés à vouloir investir encore le présent.

La maladie va sommeiller quelque temps et la vie reprendre le dessus, si bien que Marie peut même signer, quelques mois plus tard, un contrat de professeur dans un collège. Un mois. Et elle est à nouveau hospitalisée pour une péricardite. Jusqu'à présent, Marie se défend par un refus de se vivre en sursis. Cette dénégation de la mort semble en fait une ultime tentative pour s'autoriser encore à élaborer des projets de vie, pour se sentir encore sujet désirant, pour faire encore partie intégrante du monde des vivants.

Pressentant déjà l'inéluctable, elle va alors vivre pendant six mois dans une complète ambivalence, son traitement toujours en cours restant le gage – aux yeux de tous et pour elle–même – d'un symbole de lutte et d'une réalité de vie. Tous ses propos évoquent, sans réellement l'exprimer, cette sourde et douloureuse ambivalence : « Je suis vivante ; alors laissez-moi vivre. Même si je dois mourir. » Requête implicite qu'elle ne peut encore formuler mais qu'elle offre en partage à son entourage en l'implorant de soutenir ses projets de vie, refusant toujours de lire, dans le regard des autres, qu'elle ne fait déjà plus partie de leur monde.

En deux mois, la maladie s'accélère, une masse abdominale est responsable de douleurs croissantes nécessitant une réévaluation permanente du traitement antalgique.

Elle est à nouveau hospitalisée pour dyspnée par compression abdominale qu'un traitement symptomatique permettra de soulager, autorisant à nouveau un retour à domicile.

Malgré son extrême faiblesse physique, elle parvient à trouver en elle une force intérieure qui l'apaise parfois et l'autorise encore à rire, mais son bien-être est très fluctuant : elle supporte mal la charge physique et affective qu'elle représente pour son entourage et ce qu'elle avait voulu vivre auparavant comme une affirmation d'indépendance fait place à la culpabilité : « Je ne peux m'empêcher de penser que je suis un fardeau pour eux : il est plus facile pour moi de me gérer toute seule ; mais ils sont tellement angoissés et désarmés que je ressens leur propre angoisse ; alors je me retrouve aussi désarmée qu'eux. Pour eux. »

Bientôt, elle est de nouveau hospitalisée : souffrant d'intenses douleurs abdominales, elle est envahie par l'angoisse et ne parvient que difficilement à s'exprimer. Elle sent, elle sait, elle a compris mais, coincée par un impossible à dire, elle n'est pas prête à l'égard des autres à abdiquer, à leur laisser percevoir qu'elle a lâché prise, qu'elle n'a plus droit à l'espoir.

Elle va vivre les jours suivants dans cette totale ambivalence, tenaillée par cette angoisse qui s'amplifie, qui l'emplit et qu'elle récuse. La situation est très éprouvante pour l'entourage : famille et soignants sont déroutés par ce décalage, soudain manifeste et flagrant, entre son physique qui s'étiole et son esprit toujours aussi alerte ; car elle est encore capable de manier l'humour, d'exprimer ses sentiments, amour, colère, désir de séduction. En sursis. Mais en vie.

Elle va pourtant manifester, la nuit suivante, une telle agitation que ses traits – lèvres pincées et cyanosées – alarment l'interne de garde qui multiplie les doses de morphine, plongeant Marie dans l'inconscience.

Le lendemain matin, le père de Marie, désormais privé de tout échange avec sa fille, hurle sa colère et sa détresse aux soignants : « Ça vous amuse de prolonger Marie dans cet état ? Mais quel sens ça a ? Hein, dites, quel sens ? » Désorienté et ébranlé par le désarroi et la souffrance de ce père, le médecin se sent happé par cette réalité, tout proche alors de céder à ce désir ; mais face à tant de détresse de part et d'autre, l'infirmière tente de temporiser, incapable elle-même de rassembler ses idées mais convaincue de devoir stopper un processus qui semble dès lors s'emballer vers l'irrémédiable. L'infirmière s'entretient longuement avec le père de Marie avant de proposer alors une réunion d'équipe avec le psychologue, en présence du père de Marie. Celle-ci reprend conscience après diminution des doses de morphine.

Avant la réunion, le psychologue se rend à son chevet et la trouve calme et posée, très présente aussi, son père à ses côtés. C'est précisément le moment que Marie choisit pour parler à son père sans jamais s'adresser à lui ; d'une voix étrangement douce tout en fixant le psychologue de son regard à la fois limpide et résolu elle murmure : « Dites-moi franchement : je vais mourir ? »

Ces paroles simples et directes, la présence de son père, cette émouvante et implacable lutte de sept ans ramassée en si peu de mots, l'intensité de son regard, précipitent la réponse : « Oui... Probablement. »

Marie n'a plus de doute sur la réponse mais désire avant tout que son père sache qu'elle a intégré l'idée de la mort ; l'ambivalence n'est désormais plus de mise : elle touche à la délivrance. Si la franchise de la question appelait une telle réponse, le psychologue sent pourtant que ses mots sont trop abrupts et ne parvient pas à contenir son émotion et son angoisse, amplifiées par ce qu'il lit sur ce visage :

> « Marie, personne ne détient la vérité. La vie… Le temps… La mort… Je ne sais plus. Mais il est vrai que je ne vous ai jamais vue aussi mal…Vous avez peur ? »
> « Non... », répond-elle dans un souffle, tout en souriant et en serrant contre elle son père en larmes : « Non... Mais j'ai peur de ne plus pouvoir parler... Aujourd'hui, j'aimerais être entourée de ceux que j'aime… Je crois que c'est le moment. »

L'équipe se rassemble pour la dernière fois. Le père sanglote et Marie va mourir. Émus et atterrés, les soignants se taisent. Mais pour chacun, peur enfin apprivoisée, la parole de Marie avait enfin redonné sens à un temps si plein qui faillit être occulté.

Personne n'a oublié Marie. Par la dénégation ou discours illusion qu'elle avait réussi à se forger pour demeurer encore « vivante » jusqu'à sa mort, elle s'était autorisée à vivre comme elle l'entendait, sujet désirant capable de gérer elle-même son approche de la mort. Ni les soignants ni ses proches n'eurent jamais prise sur elle, car la violenter dans ses mécanismes de dénégation et d'ambivalence, avant sa propre résignation, aurait annihilé ce temps entre mort annoncée, énoncée et mort réelle.

Chacun à sa manière et face à ses propres incertitudes, tous les soignants ont tenté de s'appuyer sur la seule certitude que constituait dès lors « le lien groupal » pour l'accompagner sans jamais la devancer dans son douloureux cheminement.

# *Épilogue*

> « Ce n'est pas l'encre qui fait l'écriture c'est la voix, la vérité solitaire de la voix, l'hémorragie de vérité au ventre de la voix. »
>
> Christian Bobin, *L'inespérée*.

Guylaine écrivait pour s'aider à vivre.

« Les rencontres avec d'autres patients relèvent du hasard.

Hasardeuses et brèves rencontres, premières rencontres bruissantes des accents muets d'une reconnaissance animale. Moment d'observation, regards et absence de regards : "bonjour à peine", écrivait René Char ; conscience (?) pour ceux qui vivent de longues hospitalisations d'appartenir à une humanité autre. Et dans ces silences, le "je-ne-sais-quoi et le presque-rien" (V. Jankélévitch) des reconnaissances tacites dessine parfois un sourire fugitif.

« Les patients – les passants – qui ne viennent que pour un examen ont l'impatience de ceux qui n'ont pas de temps à perdre (comme si le temps perdu n'existait plus pour l'hospitalisé, malheureux détenteur de tout le temps alors même qu'il lui est parfois compté), ils ont l'impatience de ceux qui ont autre chose à faire, le verbe haut et la parole libre de ceux du dehors.

« Et pourtant on parle, on se parle. À l'hôpital, mais pas tout à fait comme ailleurs, n'affleure rien d'autre que des sentiments "bien" humains : les pires et les meilleurs, ceux aussi qui passent et qui n'ont pas de nom. Bien souvent, le malade, "mon semblable", fut pour moi un nom ou un prénom, un être inconnu et connu, comme multiplié par la parole des autres. Je me suis sentie rejoindre cette absence, cette étrange existence. Et dans ce temps immobile qui se conjugue avec nos lassitudes, nos rencontres se taisent : inconnus et connus, nous sommes parlés par d'autres.

« Juillet. Premières attentes. C'est le temps de l'espoir et de la solidarité. On me parle beaucoup, beaucoup trop, comme si je n'étais pas moi-même de l'autre côté. J'entends parler de D. pendant les semaines qui précèdent le traitement et cet enfermement dont j'ignore tout. J'ai le souvenir du côté "haut les cœurs et on s'accroche" de cette période-là, qui me semblait un peu déplacé. Ils parlent, savent ce qui est à venir et qui est encore en moi silence, chaos. "Profitez-en bien parce qu'après… plus question de sortir !" : le tout ponctué de "Hé, hé !" tout à fait déconcertants. Air entendu, averti de ceux qui ont déjà vu du pays et auxquels on ne la fait pas… Moi, évasive : "Oui oui…" Très vite, comme happée par cette autre histoire qui prend toute la place chaque fois que je passe dans ce couloir, je précède leur questionnement et leur demande des nouvelles de D. Airs ravis. On me suggère, propose ou demande d'aller le voir ; j'élude, je m'abstiens.

« Tartuffe n'entre en scène qu'au troisième acte ; les autres personnages n'ont pas cessé de le nommer. L'absence a acquis par le verbe la densité de la présence, de l'envahissement. Formidable attente et désir pleinement comblé à l'heure de cette apparition ; génie moliéresque. Plus encore que l'acteur, ce sont les premiers mots qui ont fonction d'incarnation, le verbe fait chair… Trois siècles plus tard, Vladimir et Estragon ne cesseront d'attendre Godot… Beckett est mort.

« La réalité ne m'offrit ni visage ni absence. Seulement le silence. J'ai aperçu, entrevu D. pour la première fois un après-midi d'août : il quittait l'hôpital pour une dizaine de jours. Dos entrevu, deviné à la faveur d'une porte ouverte censée prodiguer un peu de fraîcheur. Signe silencieux – mais vivant – ignorant de ce qu'il fut pour moi ce jour-là. Fièvre et douleur, larmes et peurs, il était donc vrai que tout cela pouvait cesser. Peut-être sommes-nous, pouvons-nous être, dans ces moments-là, par nos corps à nouveau mouvants, témoins, signes physiques les uns pour les autres d'une issue possible ? Mais la rencontre n'eut pas lieu ce jour-là ; ni franchissement ni échange : autre histoire.

« Mr B. passe devant ma fenêtre. Il fume. Absorbé par la maladie de son fils, écrasé, il arpente la galerie inondée de soleil, le dos courbé. Pourquoi s'arrête-t-il ? Qu'attend-il de moi ? Il me parle : "Le premier traitement n'a pas marché pour D. et on a été obligé de recommencer.

— Ah...

— Cette maladie, vraiment une saleté… Mais qu'est-ce qu'on peut faire ? Faut attendre."

« En moi tente alors de s'insinuer le doute. Il se pourrait que cela ne "marche" pas… Chasser une telle idée, retrouver sa propre histoire et affirmer sa différence. Moi aussi capable de ces sentiments-là ? Apparemment. Hôpital, champ de bataille silencieux, combats singuliers et singuliers combats.

« Journée torride d'août. Mr B. passe sur la galerie, devant ma fenêtre. Il s'arrête. Il fume. La fièvre est, comme on dit, "contenue", et je me sens mieux. "Oh, vous avez mauvaise mine aujourd'hui !" Ton enjoué ; incroyable mais cruelle authenticité. Je trouve de vains mots pour me défendre d'une pareille accusation. Il s'en va. Sa souffrance à lire dans son regard, dans son discours. Mais se pourrait-il que nous soyons là aussi concurrents ?

« Retour de fièvre. Mr B. fume et arpente la galerie. Il s'arrête. Cette fenêtre prend parfois l'allure d'une station dérisoire d'un chemin de croix rien qu'humain. "D. , ça ne va pas, la fièvre…

— Moi aussi.

— On lui a donné de l'..., c'est efficace mais les effets secondaires sont épouvantables.

— Ah…

— Oh, vous y aurez droit, sûrement ! C'est toujours ce qu'ils font dans ces cas-là."

« Matinée d'attente. Juillet dans ce lieu si nouveau. Rien n'a réellement commencé mais on me parle de ce qui peut arriver. Une femme passe devant ma fenêtre. Dans quel service est-elle ? Pourquoi est-elle là ? Je l'ignore. Je la regarde et je devine qu'à la maladie s'ajoutent les difficultés matérielles. Elle m'interpelle et sa voix couvre les *Variations Goldberg* qui m'accompagneront tout ce temps. Elle parle, tente de s'expliquer. J'entends aussi la solitude de Glenn Gould. Elle fume et de temps en temps porte sa main à l'estomac. Cette femme a une respiration aberrante, l'anti-respiration de la peur. "J'en profite, parce qu'ils me font de la chi-*n*io", dit-elle. "Vous avez la télé ?" interroge-t-elle. "C'est cher, je pourrai pas payer toutes les semaines mais je suis pas là pour longtemps. C'est terrible, hein, *ce qui nous font* ? Vous, c'est quoi ?" Elle se plaint de son estomac. Je l'aide à respirer alors que je ne peux le faire pour moi-même. Je la regarde et s'inscrit en moi ce mot difforme : chi *n* io… Quelle réalité peut bien recouvrer un tel mot ? Mes mots ne sont pas moins pauvres que les siens et il y a peut-être une vertu à désarticuler les vocables de vocables de l'horreur. Lecture personnelle, lecture luxueuse. Elle ne pouvait pas parler mais elle en avait le désir intense et dépouillé, le simple besoin : dire seulement ce qui lui arrivait, ce qui allait lui arriver.

« Août encore et il fait si beau. La chambre qui fait face à la mienne n'est restée inoccupée que peu de jours. Une fille, jeune, y viendra pour quelque temps. Les portes restent ouvertes ; cette chaleur et le ciel de Verlaine, "par dessus le toit". Elle consomme de la télévision à haute dose et très fort. Explosion de "bruit et de fureur". Le monde lui appartient et lui échappe. I. échange avec moi des regards entendus au sujet de ce bruit, mais déjà à nos lèvres l'excuse et la compréhension. "C'est sa façon à elle", dis-je. "Sa façon à elle, oui et elle en a besoin…", reprend I. Timides, mes *Variations Goldberg*, ma façon à moi, notre façon. Je n'ai jamais vu son visage.

« Dans cette chambre viendra une femme âgée que j'apercevrai lorsqu'il me sera donné, enfin, de sortir dans le couloir. Voix forte ; rien ne va jamais et la nuit multiplie ses angoisses, les nôtres. Tout prête aux cris, aux reproches ; sa façon à elle. Plus tard on me reprochera de ne jamais sourire.

« Juillet. J'accompagne P. jusqu'à l'accueil. Pourquoi ne va-t-on pas au-delà de ces portes de verre alors que rien ne l'interdit vraiment ? Au-delà de ces portes, "le monde et ses dangers" : les clichés ont parfois du bon… Passage vers le dehors, passage aussi des transgressions.

« Un homme et une femme se tiennent devant les portes ; lui hospitalisé. P. et moi restons à discuter, encore quelques instants... La femme s'est absentée. Elle revient et glisse dans la main de l'homme, avec la discrétion maladroite de l'interdit, une canette de bière qui disparaît dans la poche d'une robe de chambre élimée. Vision fugitive mais prégnante ; je m'en veux d'avoir vu cela.

« Fin août. Attente dans un couloir du sous-sol. Se rencontrent là malades et consultants venus pour une radio. J'ai tout le temps. À l'extrémité de la rangée de chaises, se trouve un homme : poignets liés par des menottes, attaché à deux hommes en uniforme, l'un debout, l'autre assis. Arrogance de ces hommes "libres" : dans leurs corps, dans leurs voix fortes. La tension croît. Personne n'ose vraiment regarder, certains même se détourneront. L'homme lié bouge et geint. La scène dépasse l'imagination et pourtant il me faudra l'intégrer à l'histoire de ce lieu. Mais chacun disparaît quelques instants dans la cabine qui conduit à la salle d'examen ; on ressort, armé d'une radio, et l'on s'en va. Nous sommes si sages.

« Novembre. C'est la même violence. On conduit vers les urgences une jeune femme attachée par des menottes, fermement entourée d'hommes en uniforme. Sa voix est forte mais il y a du bruit et une grande confusion. Que dit-elle ? Son regard brille, incandescent et provocateur, apeure. Ceux qui la croisent lui font place. Reine victorieuse d'un cortège sordide, elle avance les bras levés, les mains ouvertes et tendues…vers le vide. J'ai ralenti, je la regarde alors que je sais que je ne verrai rien. Elle m'a fixée et je n'ai rien compris.

« Septembre. Retour pour un second traitement. Je vois D. pour la première fois. Un visage et un regard un peu étonné viennent enfin voiler tous ces mots prononcés à son sujet depuis déjà deux mois. Je repars et m'excuse pour cette sortie si rapide. Je dis, presque sur le ton de la promesse, que je serai de nouveau là le surlendemain. Il ne dit rien. Mais il semble avoir entendu et lève alors la tête. Je minimise encore ce départ qui pourtant me libère : je sais aussi ce que signifient revenir, rester. Je minimise ce départ, je mens et il le sait, mais nous nous offrons cette comédie-là.

« Le même jour. On a essayé de me joindre la veille, en vain. Il n'y a pas de chambre disponible et mon entrée peut être reportée au surlendemain. Tout près de moi a lieu une autre conversation. Quelqu'un que j'identifiais comme étant vraisemblablement un ancien patient du service exprimait par des paroles saccadées sa difficulté à vivre à l'extérieur. Rouge, en nage, fortement agité, il me sembla habité par cette peur essentielle que rien ni personne ne déracine. Elle seule s'épuise. Il était la réponse possible mais redoutée à la lancinante question du "comment" qui ne reçoit jamais de réponse. "Comment font les autres ?" Pas de réponse. "Comment fait-on avec cela et plus tard avec cette mémoire-là ?" Pas de réponse…

« Ses mots se précipitèrent, inaudibles pour moi qui ne voulais pas les entendre, parfois clairs et trop sombres pour moi qui voulais les entendre : vertigineux et terrifiants. J'ai saisi au passage – mais tout cela s'est passé si vite – les mots "métro","angoisse", "faire quelque chose". Je l'ai regardé, comme aimantée par cette peur vivante. Il ne m'a pas vue.

« J'ai entendu dire qu'il avait rendez-vous avec le psychologue. M. est arrivée peu après et l'a en quelque sorte dérobé à nos yeux, à mes yeux. Dans ce même moment, elle aussi s'effaçait, une fois de plus.

« Malades ou guéris, exilés, étrangers ; mais ce jour-là aussi le ciel était bleu.

« Octobre. Blond et pâle, fragile et silencieux, maigre et malade. Pour moi, il n'a pas de nom. Je l'ai souvent vu en septembre lorsque je pouvais encore sortir de ma chambre. J'ai vu qu'il lisait, lui. Tous mes livres réduits pour moi à l'état de choses depuis le mois de juillet.

« Déjà, deux semaines auparavant, nous nous sommes rencontrés. Je quittais l'hôpital. Pâleur, regard animal, reconnaissance muette, langage convenu, maladroitement familier. “Alors, c'est la perm !” dit-il. En moi, la gêne créée par mon départ ; je bafouille et j'explique que je reviendrai très vite. Il se met alors à parler de lui, de son *protocole,* il espère sortir bientôt.

« Et en effet, je reviens. Devant l'ascenseur, il me parle des difficultés de son traitement : “Ce qui complique tout, c'est que je suis HIV +” Moi, idiote et toujours en retard : “C'est-à-dire ?” “Séropositivité”, répond-il sans avoir l'air de m'en vouloir. Il me dit (je crois) qu'il vient de province, qu'il espère repartir bientôt. Encore une fois. Nous évoquons les médecins. Je l'écoute, émue, et je retrouve dans ses accents de confiance et dans ses efforts pour sourire à nos peurs les élans les plus fragiles de mes élèves. Comment nous sommes-nous quittés ? Je ne m'en souviens pas, je suppose que cela n'est pas très important.

« Le même soir, dans la salle de repos. Les échanges sont forcés. Objet de la conversation : le programme télévisé… Que suis-je venue faire là ? La même chose que les autres, c'est à dire rien, trouver des gens peut-être aussi. Encore cette étrangeté. De nouveau, le rituel. Observation muette. Bonsoir plus franc. On m'interroge, impossible d'échapper au questionnement. Phèdre “épuise” sa passion dans le temps du triple aveu, “tragédie nominaliste” écrivait Roland Barthes. Ici, la réitération n'épuise pas le contenu et les mots frappent en vain à leur propre porte. Périphrases : je dis avoir été là à plusieurs reprises et pour d'assez longues périodes. Je ne nomme rien, j'élude paresseusement. “Vous devez avoir au moins une leucémie” me dit-on. Le “au moins” me fait sourire. “Oui…” Côté ludique de notre bref échange. Le mot a été prononcé, la chose devinée, je n'ai pas eu à la nommer. Merci. Repos pour ce verbe en moi fatigué ; je n'ai plus de mots pour me raconter, et le silence (ou la dissimulation) ressemble déjà un peu au sommeil. »

# Bibliographie

## Ouvrages


ABIVEN M., CAMBERLEIN Y., *Pour une mort plus humaine - expérience d'une unité hospitalière de soins palliatifs*, Paris, InterÉditions, 1990.

ARIES P., *L'homme devant la mort,* Paris, Seuil, 1977.

BACQUE M.-F., *Le deuil à vivre,* Paris, Odile Jacob, 1992.

BALINT M., *Un médecin, son malade et la maladie,* Paris, Payot, 1966.

BEAUVOIR S. de, *Une mort très douce,* Paris, Gallimard, 1964.

BERGERET J., *Psychologie pathologique,* Paris, Masson, 1977.

BERGERET J., *La personnalité normale et pathologique*, Paris, Dunod, 1974.

BETH B., *L'accompagnement du mourant en milieu hospitalier,* Paris, Doin, 1985.

BONFILS S., *Impertinente psychosomatique,* Paris, John Libbey, 1993.

BUCKMAN R., *S'asseoir pour parler,* Paris, InterÉditions, 1994.

DURAND G., *La bioéthique,* Paris, Le Cerf, 1989.

FONDATION DE FRANCE, *Création d'un groupe de parole,* 1994.

FREUD A., *Le moi et les mécanismes de défense,* Paris, PUF, 1949.

FREUD S., *Totem et tabou,* Paris, Payot, 1964.

FREUD S., *Inhibition, symptôme et angoisse,* Paris, PUF, 1965.

FREUD S., « Considérations actuelles sur la guerre et la mort »*, Œuvres complètes*, vol. XIII, Paris, PUF, 1988.

GAUVIN A., RÉGNIER R., *L'accompagnement au soir de la vie,* Québec, Le Jour, 1992.

GENTIL-BAICHIS Y. de, ABIVEN M., *Vivre avec celui qui va mourir : comment entourer et accompagner les derniers moments de la vie,* Paris, Le Centurion, 1990.

GOMAS J.-M., *Soigner à domicile des malades en fin de vie,* Paris, Le Cerf, 1993 (2e éd.).

HENNEZEL M. de, *L'amour ultime : le sens de la vie,* Paris, Hatier, 1991.

HIRSCH E., *Partir. L'accompagnement des mourants,* Paris, Le Cerf, 1986.

HIRSCH E., *Médecine et éthique,* Paris, Le Cerf, 1990.

HORTOLA F., *Mourir à l'hôpital,* Paris, Le Centurion, 1976.

ISRAEL L., *La vie jusqu'au bout,* Paris, Plon, 1993.

JANKÉLÉVITCH V., *La mort,* Paris, Flammarion, 1977 (Collection Champs)

JOMAIN C., *Mourir dans la tendresse,* Paris, Le Centurion, 1984.

KERNBAUM S., *Le praticien face au SIDA,* Paris, Flammarion, 1992.

KÜBLER-ROSS E., *La mort, dernière étape de la croissance*, Québec, 1974.

KÜBLER-ROSS E., *Les derniers instants de la vie,* Genève, Labor et Fidès, 1975.

LAMAU M.-L. *et al., Manuel de soins palliatifs,* Toulouse, Privat, 1994.

LAPLANCHE J, PONTALIS J.-B., *Vocabulaire de la psychanalyse,* Paris, PUF, 1967.

MANNONI M., *Le nommé et l'innommable,* Paris, Denoël, 1991.

MORIN E., *L'homme et la mort,* Paris, Seuil, 1970.

MUSSAULT P., *Soins palliatifs et SIDA,* thèse de doctorat en médecine, Faculté Broussais/Hôtel-Dieu, 1991.

M'UZAN M. de, *De l'art à la mort,* Paris, Gallimard, 1977.

PITTEL E., *Mourir... Comment le vivre ? De la mort escamotée au deuil assumé,* Lausanne, Ouvertures, 1992.

RAIMBAULT G., *L'enfant et la mort,* Toulouse, Privat, 1975.

RAIMBAULT G., *Clinique du réel,* Paris, Seuil, 1982.

RAIMBAULT E., *Aspects médico-psychologiques et éthiques du traitement des phases terminales,* Paris, Centre de documentation, Recherche, Approches, 1985.

RAPIN C., *Soins palliatifs : mythe ou réalité ? Une nouvelle approche de la médecine,* Lausanne, Payot, 1987.

RAPIN C., *Fin de vie : nouvelles perspectives pour les soins palliatifs,* Lausanne, Payot, 1989.

RAZAVI D., DELVAUX N., *Psycho-oncologie,* Masson, 1994.

RUFFIOT A., *Psychologie du SIDA,* Pierre Mardaga, 1990.

RUSZNIEWSKI M., « Soins continus et psychothérapeute : la vérité pas à pas », in *Memento pratique de soins continus*, Tabloïd communication, 1993.

RUSZNIEWSKI M., BACQUE M.-F., ZITTOUN R., « Les psychologues dans les structures hospitalières : les services d'hémato-cancérologie », in *Les psychologues : où sont-ils, que font-ils, qui sont-ils ?,* P. Cohen, éditeur, 1986 : 49-52.

SALAMAGNE M.-H., *Accompagner jusqu'au bout de la vie,* Paris, Le Cerf, 1993.

SAPIR M., *Formation à la relation soignant-soigné,* Grenoble, La Pensée sauvage, 1989.

SAUNDERS C., BAINES M., *La vie aidant la mort : thérapeutiques antalgiques et soins palliatifs en phase terminale,* Paris, MEDSI, 1986 .

SCHAERER R., *Soins palliatifs en cancérologie et en phase terminale,* Paris, Doin, 1987.

SEBAG-LANOÉ R., *Mourir accompagné,* Paris, Desclée de Brouwer, 1986.

SEBAG-LANOÉ R., *Soigner le grand âge,* Paris, Desclée de Brouwer, 1992.

TAVERNIER M., *Les soins palliatifs,* Paris, PUF, 1991.

THIBAULT O., *La mort hospitalière, entre l'abandon et l'euthanasie,* Paris, Chronique sociale, 1987.

THOMAS L.V., *Anthropologie de la mort,* Paris, Payot, 1985.

THUILLIER J., *La médecine et la mort,* Paris, Calmann-Lévy, 1979.

TISSERON Y., *Du deuil à la réparation,* Paris, Ed. des Femmes, 1986.

VACHON M.L.S.., « Staff stress in hospice care », in Davidson G.W. (ed.) *The hospice*, second edition, Cambridge, Hemisphere Publishing Corps, 1985.

VASSE D., *La souffrance : le poids du réel,* Paris, Seuil, 1975.

VERSPIEREN P., *Face à celui qui meurt : euthanasie, acharnement thérapeutique, accompagnement,* Paris, Desclée de Brouwer, 1986.

ZORN F., *Mars,* Paris, Gallimard, 1979.

# *Articles de périodiques*

ALBY N., « Le cancer, sens et non-sens », *Revue de psychosomatique*, 1987, 9 : 15-27.

ALBY N., « Pourquoi des psychologues dans les services de cancérologie ? », *Psychologie médicale*, 1994, 26 : 647-50.

ALEXANDER D., « Staff support groups : do they support and are they even groups ? », *Palliative Medicine* , 1993, 7 : 127-32.

BACQUE M.-F., COSCAS G., KIPMAN D., RUSZNIEWSKI M., ZITTOUN R., « Réflexions à partir d'introduction de psychistes dans un service d'hématologie », *Psychol. Méd.*, 1984, 16 : 2247-9.

ENRIQUEZ E., « Le lien groupal », *Bull. Psy.*, 19, XXXVI.

HENNEZEL M. de, « La dimension du déni à l'approche de la mort », *7th Int Cong of the Terminally Ill, Montreal,* 1988.

JURANVILLE A., « Réflexion psychanalytique sur les soins palliatifs », *Psychanalyse à l'Université*, 1994, 19, 75 : 43-64.

KRAINIK F., « Les soins palliatifs : une mode ? », *Presse Méd.*, 1991, 20 : 193.

LA GENARDIERE C. de, « Pour une modulation du dire, au lieu du tout ou rien », *Cahiers Laënnec, « La relation soignant-soigné »,* 1989.

LASSAUNIERE J.-M., ZITTOUN R., « L'équipe mobile de soins palliatifs en France », *Rev. Prat.,* 1993, 7 : 86-87.

PILLOT J. , « Le travail de deuil du malade en phase terminale », *Cahiers Laënnec*, 1989 : 7-11.

QUILL T., « Proposition de critères cliniques pour le suicide médicalement assisté », *J. Int. Med.,* 1992, 327 : 1380-4.

RICHARD M.-S., CATANT C., RUSZNIEWSKI M., « Autour de la prise en charge globale des malades », *Bulletin JALMALV* , 1990, 23 : 5-11.

RUSZNIEWSKI M., « Dit et non-dit en hématologie », *Information psychiatrique* 1984, 60 : 641-8.

RUSZNIEWSKI M., BACQUE M.-F., COSCAS G., KIPMAN D., RIO B., ZITTOUN R., « La collaboration thérapeutique dans l'équipe soignante », *Bull. Cancer. (Paris)* 1986, 73 : 696-700.

RUSZNIEWSKI M., « Le support psychologique en hématologie », *Presse Méd.,* 1988, 17 : 4-6.

RUSZNIEWSKI M., BACQUE M.-F., ZITTOUN R., « La relation de couple, mécanisme de défense face à l'angoisse de mort », *Rev. Méd. Suisse Romande* 1988, 108 : 103-4.

RUSZNIEWSKI M., « La communication avec l'équipe soignante », *Bulletin JALMALV* 1991, 25 : 23-8.

RUSZNIEWSKI M., « Chimiothérapie et qualité de vie », *Infokara* 1992, 28 : 11-5.

RUSZNIEWSKI M., « En quoi une équipe mobile peut-elle soulager... la mort », *Infokara* 1994, 33 : 21-25.

RUSZNIEWSKI M., RICHARD M.-S., « Les illusions en soins palliatifs », *Infokara* 1993, 30 : 5-10.

ZITTOUN R., RUSZNIEWSKI M., « Implications psychologiques des cancers. Conséquences psychologiques de la maladie », *Bull. Cancer (Paris)* 1988, 75 : 943-8.

ZITTOUN R., « Aspects psychologiques des soins de phase terminale », *Presse médicale,* 1991, 20 : 49-51.

ZITTOUN R., ENGEL M., RUSZNIEWSKI M., « Tranquilliser le malade gravement atteint ou en risque de mort », *Psy. Fr.* 1991, 1 : 142-55.

# Revues

*On consultera également avec profit les revues suivantes*

*Annales du CREFAV,* (Centre de recherche et de formation sur l'accompagnement de la fin de vie), USP Hôpital Paul-Brousse, 14, av. Paul-Vaillant-Couturier, 94800 Villejuif.

*Autrement,* 4, rue d'Enghien, 75010 Paris.

*Bulletin Infokara,* CESCO, 11 chemin de la Saronnière, 1245 Collonge Bellerive (Suisse).

*Bulletin de l'association JALMALV,* 4 bis, rue Hector-Berlioz, 38000 Grenoble.

*Revue du praticien,* série d'articles sur les soins palliatifs de 1990 à 1993. « Les soins palliatifs en cancérologie », *Rev. Prat.*, 1993, 7.

*Revue de psychosomatique,* « La relation est-elle possible ? », juin 1991, n° 26.

Société française d'accompagnement et de soins palliatifs (SFAP), 110, av. Émile-Zola, 75015 Paris.

# Index

048257-(III)-(1,5)-OSB 100°-MLC-CDD
STEDI MEDIA, 1, boulevard Ney, 75018 Paris
Dépôt légal, Imprimeur, n° 9096
Dépôt légal : mars 2004, suite du tirage : avril 2007
*Imprimé en France*
Dépôt légal de la 1re édition : 1er trimestre 1995